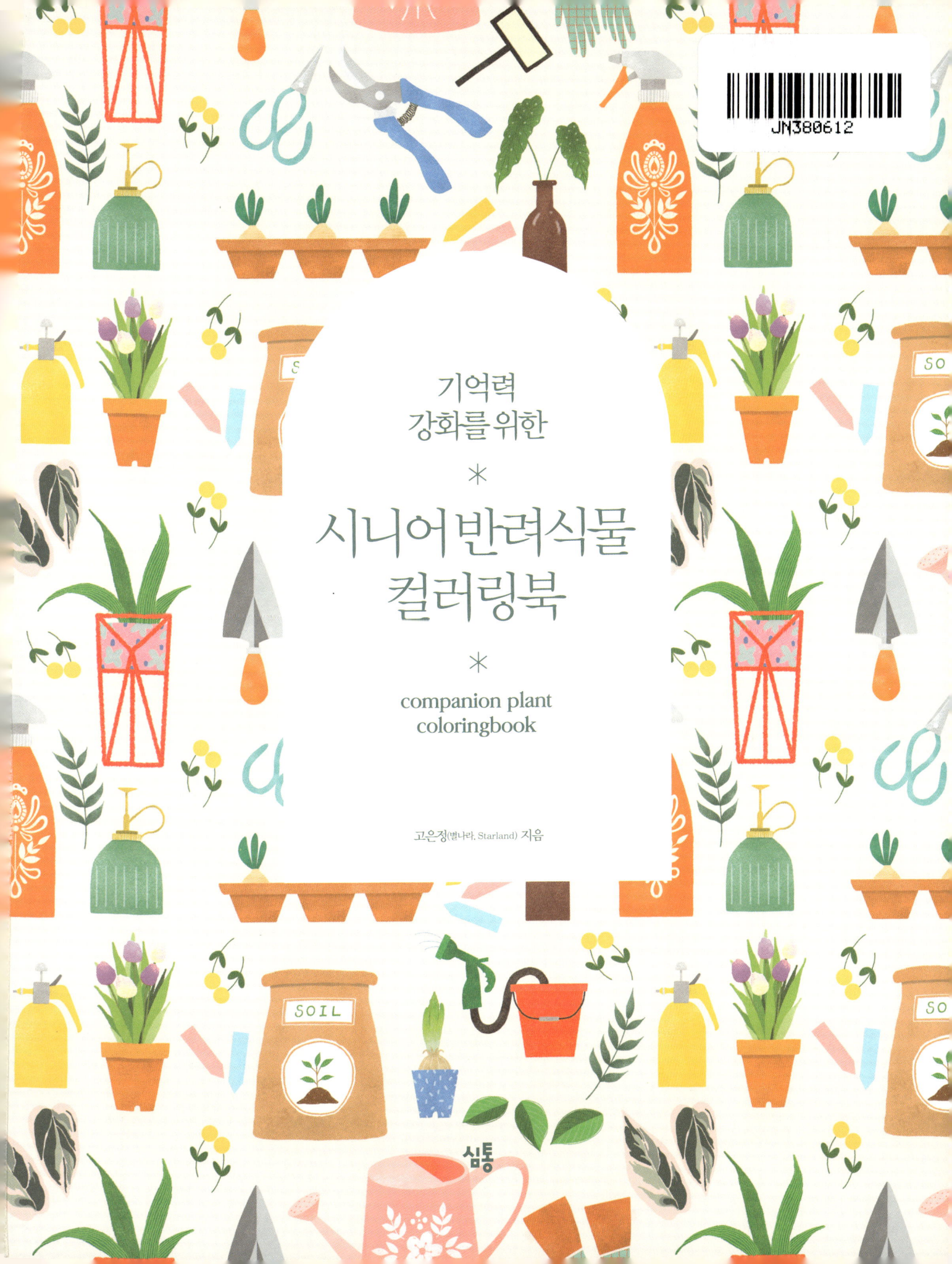

기억력 강화를 위한
시니어 반려식물 컬러링북

초판 발행 2023년 11월 30일

지은이 고은정
펴낸이 방세근
디자인 디박스
펴낸곳 도서출판 심통
주소 경기도 의정부시 전좌로 204, 203호
전화 070.7397.0492
팩스 031.624.4830
전자우편 basaebasae@naver.com
인쇄/제본 미래 피앤피
가격 16,000원
ISBN 979-11-93247-03-7 (13650)

· 잘못된 책은 구입한 서점에서 바꿔 드립니다.
· 이 책의 저작권은 심통과 고은정에게 있으므로, 실린 글과 그림을 무단으로
  복사, 복제, 배포하는 것은 저작권자의 권리를 침해하는 것입니다.

Prologue

꽃이 지는 아쉬운 마음에 색연필을 들어 그림을 그리기 시작합니다.

눈이 시릴 정도로 쨍한 빨강, 솜사탕같이 부드러운 분홍꽃들이 벌써 마음을 설레게 합니다.

식물 키우기도 처음엔 어렵고 막막하듯이

그림 초보 여러분들의 마음도 마찬가지일 거라 생각합니다.

이 두 가지 모두 초초함을 내려놓고 매일 조금씩 즐기는 마음으로 다가간다면

언젠가는 여러분들에게 만족할만한 결실을 맺게 해 줄 것입니다.

이 컬러링북은 그 여정이 더욱 즐거울 수 있도록 돕기 위해 만들어졌습니다.

시니어 컬러링북이지만 나이에 관계없이 식물을 사랑하는 분이라면

누구나 쉽게 그릴 수 있는 난이도로 만들었습니다.

매번 제 책을 기다려 주시고 함께 해주시는 분들에게 감사의 마음을 전합니다.

별나라 올림

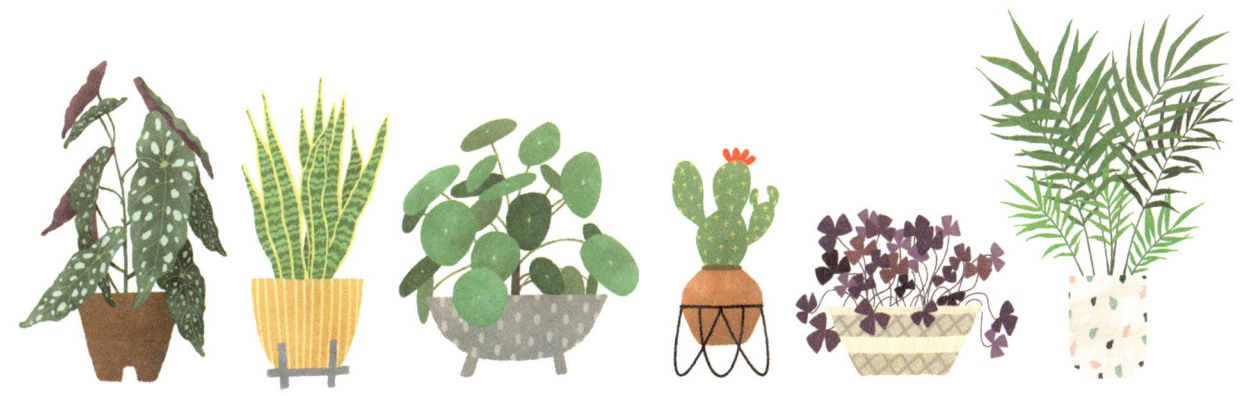

목차

프롤로그 003　이 책의 활용 방법 006　사용한 재료 007　자주 하는 질문 008　식물 키우는 팁 009
선 연습 012　명암단계 014　그러데이션 016　색상환 018　워밍업 020

| 몬스테라 026 | 제라늄 028 | 서양벌노랑이 030 | 군자란 032 | 크로커스 034 | 하트 호야 036 |

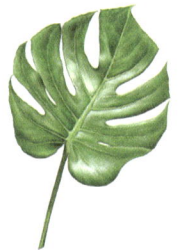 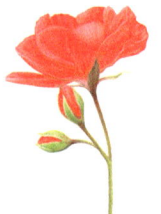 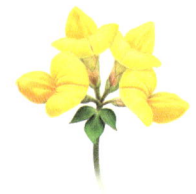 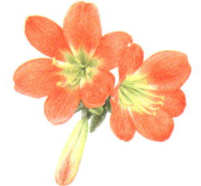 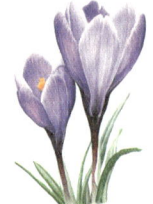 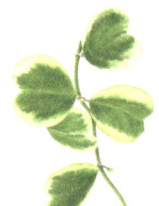

| 벨벳장미 038 | 불꽃나리 040 | 아프리카 금잔화 042 | 겨울바람꽃 044 | 꽃기린 046 | 로뮬리아 048 |

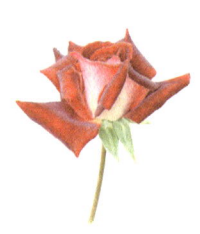 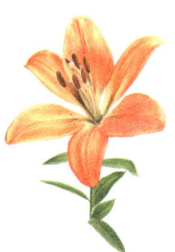 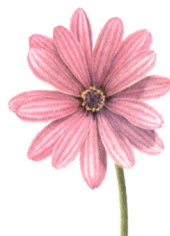 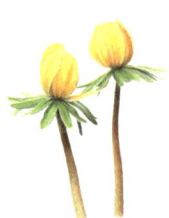 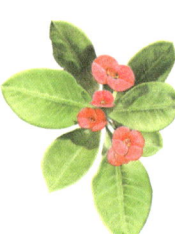 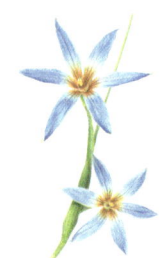

달리아	시클라멘	극락조화	괭이밥	호접란
050	052	054	056	058

리버릴리	아레카야자	블루 레이디 난초	피오니	수레국화
060	062	064	066	068

후쿠시아	팬지	백일홍	제비꽃	아즈텍릴리
070	072	074	076	078

이 책의 활용 방법

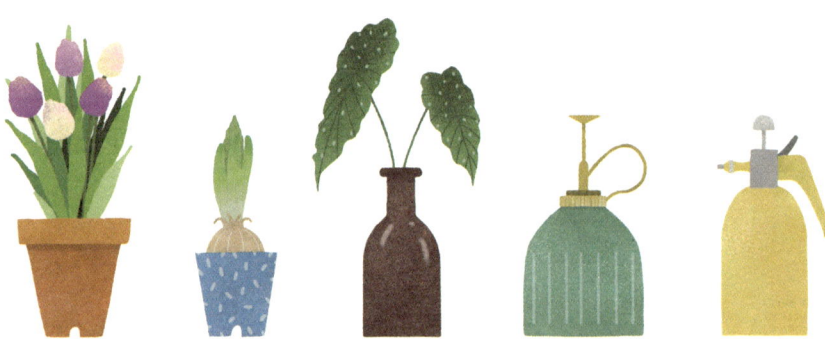

- QR코드 동영상을 통해 저자가 직접 채색하는 영상 또는 중요 팁들을 얻을 수 있습니다.

- 꽃 그리기에 필요한 선 연습과 명암 단계, 그러데이션, 색 혼합 등 그림의 기초를 탄탄히 다질 수 있도록 구성하였습니다.

- 책을 만들 때 작가가 직접 사용한 재료들을 확인할 수 있습니다.

- 자주 하는 질문을 수록하여 평소 그림을 그리며 궁금했던 사항들을 확인할 수 있습니다.

- 식물에 대한 전문적인 지식과 팁들을 잘 전달하는 유명 유튜버 3인을 소개하고 있습니다.
  (QR코드를 통해 해당 유튜브를 바로 확인할 수 있습니다.)

- 워밍업 부분을 통해 쉬운 꽃 그림부터 차근차근 완성하는 재미를 키울 수 있도록 구성하였습니다.

- 보너스 스케치를 제공하여 난이도 있는 식물을 한 번 더 그려볼 수 있도록 만들었습니다.

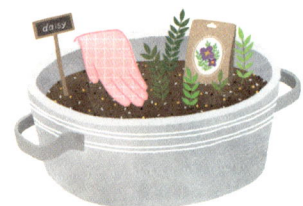

사용한 재료

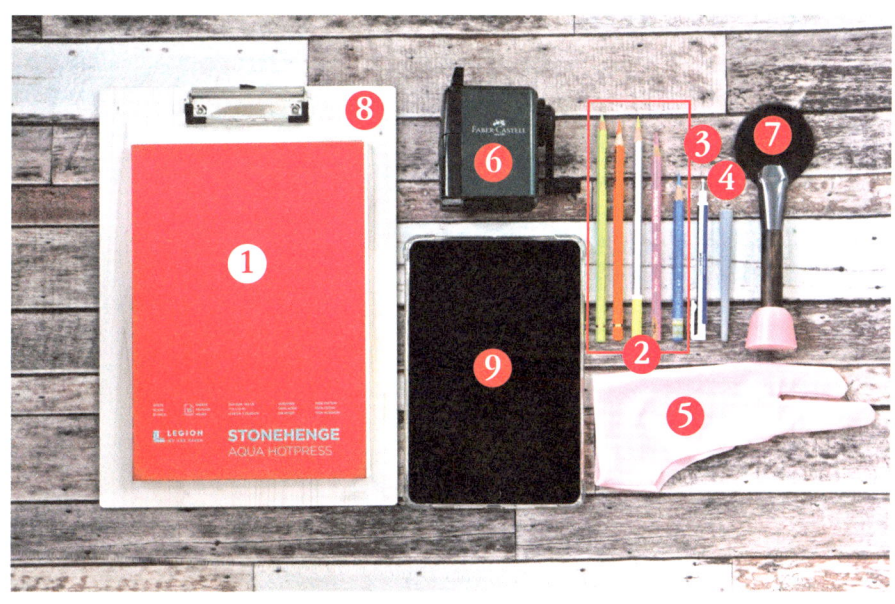

깍지 QR

드로잉 장갑QR

더스트 브러쉬QR

클립 보드QR

① **종이** - 리전 스톤헨지 세목 300g 수채화지를 사용하였습니다.

② **색연필** - 메인 색연필은 '파버 카스텔-알버트 뒤러' 색연필을 사용했고, 그 외에 '프리즈마', '까렌다쉬-파블로', '스테들러-카라트' 색연필 등을 사용했습니다.

③ **지우개** - 톰보우 초정밀 지우개 2.3mm 원형을 사용했습니다.

④ **깍지** - 직접 만든 깍지로 가벼우면서도 손에 감기는 느낌이 좋습니다.

⑤ **드로잉 장갑** - 종이 위에 색연필이 번지는 것을 방지하기 위해 사용했습니다.

⑥ **연필깎이** - 파버 카스텔 연필깎이를 주로 사용했고, 색연필이 짧아 깍지를 끼워 사용할 때에는 스테들러 연필깎이를 사용했습니다.

⑦ **더스트 브러쉬** - 그림을 그리면서 생기는 색연필 가루들을 털어낼 때 사용했습니다.

⑧ **클립 보드** - 마스킹 테이프가 깔끔하게 떨어지는 클립 보드로 '별나라 그림상점'에서 판매하고 있습니다.

⑨ **아이패드** - 사진을 보고 그릴 때 사용합니다. 휴대폰보다 화면이 크지만 자리 차지를 많이 하지 않아 애용합니다.

자주 하는 질문 Q&A

Q 그러데이션이 매끄럽게 되지 않아요.

A 자연스러운 그러데이션을 만들기 위해선 먼저 명암 단계 연습이 필요합니다. 필압 조절을 능숙하게 할수록 그러데이션도 자연스럽게 표현할 수 있으니 명암 단계 연습을 꼼꼼하게 진행해 주세요. 평소 의미 없이 낙서하는 습관도 많은 도움이 됩니다.

Q 어두운 부분을 무슨 색으로 해야 할지 모르겠어요. 검정색으로 칠해야 하나요?

A 샘플의 밝은 부분을 보지 않고 어두운 부분만 보려고 노력해 보세요. 붉은 꽃이라면 어두운 자주색으로 보이고 초록색이라면 아주 어두운 초록으로 보일 것입니다. 육안으로 보기에 완벽한 블랙으로 보인다 하더라도 그림에 블랙을 사용하면 자칫 부자연스럽게 보일 수 있습니다. 블랙에 어두운 유채색(채도가 있는 색)을 섞어서 사용해 주세요.

Q 색칠하다가 실수로 선이 삐져 나갔어요. 어떻게 하죠?

A 근본적으로 선이 삐져 나가지 않도록 천천히 그려야 하지만 만약 삐져 나갔다면 딱딱한 지우개를 사용해서 지워 주세요. 그래도 지워지지 않을 땐-꽃잎의 경우-살을 더 붙여서 그려 덧칠하는 것도 괜찮습니다. 단, 살을 붙여 어색할 정도라면 종이가 두껍다는 전제 하에 칼이나 고운 사포로 지우고 싶은 부분을 갈아 주세요. 흰색 마카를 사용하는 것도 하나의 방법이 될 수 있습니다.

Q 어디서부터 시작해야 할지 막막해요.

A 눈을 게슴츠레하게 뜨면 샘플의 자잘한 부분이 아닌 전체적인 실루엣과 어두운 부분이 분리되어 보입니다. (평소에도 이 연습을 많이 하는 것이 좋습니다.) 어두운 부분 먼저 스케치하듯 그리고 그 다음 중간톤의 색과 번갈아가며 칠하는 것이 이상적인 방법입니다.

Q 뭔가 그림이 미완성된 느낌이에요.

A 그림을 그린 부분에 전체적으로 밝은 색을 한 번 깔아 주세요. 그러면 부족한 부분이 더 잘 보입니다. 그림은 그리는 중간에 맘처럼 되지 않아 괴로울 때 실력이 느는 것이니 항상 긍정적으로 생각하고 중도에 포기하지 않는 습관을 기르는 것이 좋습니다.

Q 색연필이 잘 섞이지 않아요. 왜 그런 걸까요?

A 너무 저렴한 색연필은 발색이 좋지 않거나 색이 서로 잘 섞이지 않는 경우가 있습니다. 색연필을 가깝게 잡고 힘을 조금 주어 여러 번 색칠해 봅시다. 이 때 심의 길이가 너무 길면 부러지기 쉽고 진하게 표현하기가 어려울 수 있으니 주의합니다.

Q 색연필을 사려고 하는데 구입 전에 조언을 듣고 싶어요

A 인터넷 등에서 가성비 색연필을 검색한 후 마음에 드는 것을 고르면 좋습니다. 오프라인 매장보다는 온라인 매장이 저렴한 편입니다. 세트로 구입할 경우 붉은색과 초록색 등 꽃이나 식물 그림에 쓰이는 컬러가 많은 색연필을 구입하는 것이 좋습니다.

식물 키우는 팁

1. **상토** | 원예에서 가장 많이 사용하는 흙으로 물 빠짐이 좋고 비료가 적고 가벼운 편입니다. 식물 생육 초기에 사용하기 좋으나 곰팡이에 다소 취약한 편이기 때문에 상토를 사용할 때는 통풍을 원활하게 하는 것이 좋습니다.

2. **배양토** | 거름을 섞어 만든 흙으로 양분과 수분을 원활하게 공급합니다. 상토에 비해 무거워 식물을 흔들림 없이 지지하지만 물을 머금고 있는 시간이 긴 편이기 때문에 펄라이트를 섞어 사용하는 것이 좋습니다. 분갈이용 흙으로 많이 쓰입니다.

3. **마사토** | 화강암으로 만들어진 알갱이 형태의 흙으로 무거운 편이며 균이 없어 동물, 식물에게 무해합니다. 입자가 큰 것을 화분 밑에 깔아 배수증으로 낳이 사용합니다. 가루 날림이 없는 '세척 마사토'를 구입하는 것이 좋습니다.

4. **펄라이트** | 상토, 배양토에 기본으로 들어가 있는 흰색이 작은 알갱이로 진주암을 고온에서 가열한 후 팽창시킨 무균 인공토입니다. 미세한 기공이 있고 매우 가벼워 원활한 통기성과 물 빠짐을 위해 사용됩니다. 행잉 식물에 사용하면 좋습니다.

5. **피트모스** | 습지의 이끼가 축적되어 쌓인 유기물 덩어리로 분해가 빠르고 보수성이 좋으나 배수성이 약하므로 펄라이트 등과 함께 사용하는 것이 좋습니다.

6. **코코피트** | 코코넛 열매껍질을 분쇄하여 만들었으며 영양분을 장시간 보유하고 배양액 공급 주기를 연장시키며 뿌리가 튼튼하게 자라도록 돕습니다.

7. **지렁이 분변토** | 친환경 흙으로 냄새는 없으며 수분과 비료성분을 오랫동안 머금고 통기성이 좋아 뿌리 활착에 도움을 줍니다. 기존 흙에 10~20% 정도만 혼합하여 사용하는 것이 좋습니다.

8. **훈탄** | 왕겨를 태워 만든 것으로 토양의 뭉침을 예방하여 과습 예방에 효과적이며 벌레들을 예방하고 물 빠짐과 산소전달에 도움이 되며 비료 성분을 오래 잡아 주는 특징이 있습니다. 기존 흙에 5~15% 혼합하여 사용하는 것이 좋습니다.

9. **바크** | 참나무를 쪄서 만든 것으로 병충해에 강하며 서양난이나 교배종 난을 심을 때 많이 사용합니다. 통기성이 낮은 단점은 난석을 섞어 보완할 수 있습니다.

> **tip 흙 추천 비율**
> - **관엽식물** - 많은 영양분을 필요로 하므로 지렁이 분변토를 추가합니다.
> - **다육이, 선인장** - 과습에 예민하므로 돌 자재를 추가하는 것이 좋습니다.
> - **몬스테라, 스킨답서스, 필로덴드론, 알로카시아** - 바크를 추가하여 뿌리 발근에 도움을 주도록 합니다.
> - **제라늄** - 보습력과 배수가 중요하므로 피트모스와 마사토를 함께 사용하면 좋습니다.

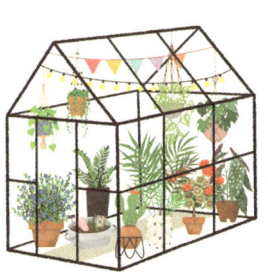

화분

1) 토분 | 흙과 점토를 구워 만든 화분으로 통기성이 좋은 특징을 가지고 있으나, 다소 무겁고 충격에 약하며 환기가 잘 되지 않는 곳에선 백태나 이끼, 곰팡이가 생길 수 있습니다.

2) 슬릿분 | '슬릿(slit)'이란 '좁고 기다란 구멍(틈)'을 뜻하는 단어로 슬릿분은 기다란 틈이 여러 개 뚫려 있는 화분을 말합니다. 슬릿분의 특징은 플라스틱으로 만들어져 가벼우면서도 반영구적 사용이 가능하고 통기성과 배수성이 우수하며 무엇보다도 '뿌리 써클링 현상'(화분 속 뿌리가 빙빙 돌면서 자라 식물의 생육을 방해하는 현상)을 방지해 식물의 원활한 성장을 돕습니다.

비료

1) 알비료 | 작은 알갱이 모양의 비료로 화분 위에 뿌리면 물을 줄 때마다 조금씩 녹아 뿌리에 영양을 제공하는 비료입니다.
2) 액체 비료 | 농도 조절이 가능한 장점이 있으며 흡수가 빠르지만 여러 번 자주 주어야 하는 단점이 있습니다.
3) 유기질 비료 | 동물의 분이나 채소 찌꺼기, 잡초 등을 발효시켜 만들기 때문에 많이 사용해도 식물에 피해를 주지 않고 토양 체질 개선에 도움이 되지만 냄새가 나는 단점이 있습니다.

물주기

각 식물의 특징에 대해 조사 후 적절하게 물을 주는 것이 좋습니다. 대부분은 식물의 잎이 축 쳐지거나 흙을 손으로 만져 겉흙, 또는 속흙이 조금 말랐을 때 물을 줍니다. 또한 같은 식물이라도 화분의 종류에 따라 흙이 마르는 시간이 달라지므로 충분히 관찰 후 물을 주어야 합니다. 물은 아침에 주는 것이 좋으며 해가 강한 한낮에는 주지 않는 것이 좋습니다. 물을 주는 방법에는 크게 2가지가 있는데 화분 위에서 물을 주는 관수법과 화분 아래에서 주는 저면관수 방법이 있습니다. 식물에 해충이 있는 경우엔 여러 화분과 함께 저면관수를 하지 않는 것이 좋으며 화분 위에서 물을 줄 경우 염분 및 미네랄이 화분에 축척되는 것을 막을 수 있습니다. 반대로 뿌리파리가 생겼거나 화분의 흙이 너무 심하게 말랐을 때, 잎사귀에 물이 절대 닿으면 안 되는 식물(베고니아, 아프리카 제비꽃)이나 물을 말리면 안 되는 식물(시페루스, 파리지옥) 등엔 저면관수로 물을 주는 것이 좋습니다. 저면관수는 화분보다 큰 용기에 물을 채워 화분을 넣어 두는데 5분 이상~1시간 이하로 담궜다 빼는 것이 좋습니다.

병충해 예방

화분의 통기성이 원활하지 않을 경우 병충해가 생길 수 있습니다. 병충해는 생기기 전에 미리 예방하는 것이 좋으며 분갈이 시 계피가루를 조금 섞거나 뿌리와 흙 부분에 식물 살충제를 뿌려 예방하는 방법이 있습니다. 또한 새로운 화분 구입 시 병충해가 없는 지 확인 후 기존 화분과 같은 공간에 두는 것이 좋습니다.

사계절 꽃을 잘 피우는 식물

1) 꽃기린_Crown of thorns | '철해당'이라고도 불리며 아프리카와 마다가스카르가 원산지입니다. 줄기에는 가시가 있고 작은 꽃이 봄부터 가을까지 핍니다. 중국에서는 약초로도 사용되나 줄기를 자르면 나오는 잎에 독성이 있으니 장갑을 끼고 만지도록 합니다. 15도 이상일 경우 연중개화하며 그 이하 온도에선 모든 잎을 떨굽니다. 적정 생육온도는 20~25도입니다.

2) 쿠페아_Cuphea | 온대 또는 열대 아메리카 지역에 분포하는 다년생 식물로 반그늘이나 해가 잘 드는 곳에서 잘 자라지만 직사광선은 피하는 것이 좋습니다. 물을 좋아하는 식물로 겉흙이 마르지 않도록 물을 자주 주는 것이 좋습니다. 적정온도는 20~25도이며 10도 이하의 서늘한 온도에서는 잘 자라지 않으므로 겨울엔 실내에서 키우는 것이 좋습니다.

3) 제라늄_Geranium | 선선하고 건조한 환경을 좋아하며 더운 우리나라 여름에 다소 취약한 편입니다. 적정 생육온도는 20~26도 정도이며 겨울철 영하 2도까지는 얼지 않지만 찬 바람을 맞을 경우 회생이 불가하므로 주의하는 것이 좋습니다. 물은 모자란 듯이 주는 것이 좋지만 꽃이 필 때는 넉넉하게 주는 것이 좋습니다. 강한 햇볕에 잎사귀의 색이 변할 수 있으므로 한여름엔 통풍이 되는 그늘에 두도록 합니다. 무름병으로 죽은 화분의 흙은 재사용하지 않는 것이 좋습니다. 반드시 사용해야 한다면 끓는 물에 소독 후 사용합니다.

4) 삭소롬_Saxorum | 아프리카 동부와 남부에서 자생하는 반덩굴성 여러해살이 열대성 식물입니다. 비교적 키우기 쉬운 식물로 배수가 잘 되는 화분에 키우는 것이 좋으며 햇빛이 충분히 들어오는 창가를 좋아합니다. 성장기 동안은 한 달에 한 번 수용성 비료를 주는 것이 좋습니다. 적정 생육온도는 20~25도이며 추위에 약하므로 8도 이상에서 관리하는 것이 좋습니다. 더운 한 여름에는 서늘한 곳으로 옮기는 것이 좋으며 겉흙이 마르면 물을 줍니다. 또한 잎이 물에 닿으면 잎이 하얗게 변하면서 지저분해질 수 있으므로 저면관수를 권장하며 만약 잎이 물에 닿았다면 다 마를 때까지 햇빛을 보여주지 않는 것이 좋습니다. 병충해 예방을 위해 통풍이 잘 되는 곳에서 키우는 것이 좋습니다.

5) 장미 베고니아_Reiger Begonia | 하루 14시간 이상 햇빛을 보아야 꽃을 피우는 장일식물로 봄부터 가을까지 꽃을 피우며 2~3주에 한 번씩 비료를 주면 좋습니다. 직사광선을 피해 따뜻한 양지나 반양지에 두도록 합니다. 꽃이나 잎사귀에 물이 닿으면 상하므로 저면관수하는 것이 좋습니다. 적정 생육온도는 21~25도이고 겨울엔 13도 이상이므로 실내에서 키우도록 합니다. 병충해 예방을 위해 통풍이 잘 되는 곳에 두는 것이 좋습니다.

6) 아메리칸 블루_American blue | 브라질, 파라과이가 원산지로 청보랏빛 꽃이 하루살이로 핍니다. 한여름 빛이 강할수록 잘 자라며 하루 6시간 이상 햇빛을 받아야 꽃이 잘 핍니다. 물이 마르지 않도록 주의가 필요하며 겉흙이 마르면 바로 물을 줍니다. 배수가 잘 되지 않는 흙에서 키울 경우 과습 시 곰팡이균이 생기기 때문에 배수가 잘되는 흙에서 키우는 것이 좋습니다. 잎과 줄기에 잔털이 있는데 이와 같은 특징을 가지는 식물은 털이 물에 닿는 것을 싫어하므로 저면관수하는 것이 좋습니다. 병충해에 강한 편이며 적정 생육온도는 20~25도이고 겨울에도 10도 이상을 유지하면 꽃을 볼 수 있습니다.

식물 유튜버 소개

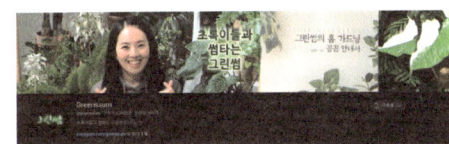 

그린썸 | 초록이들과 썸타는 그린썸입니다.
반려식물과 함께하는 행복, 식물 키우는 방법, 홈 가드닝 팁 등을 나눕니다.

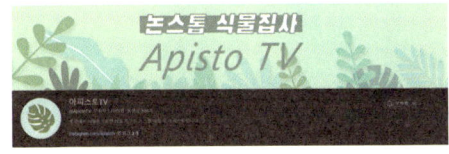 

아피스토 | 북향에서 식물등으로만 식물 키우는 논스톱 식집사, 아피스토입니다.

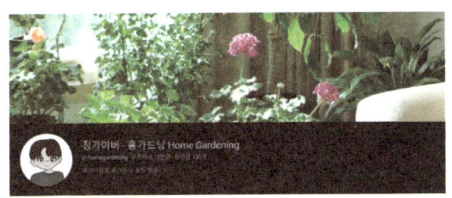 

징가이버 | 베란다정원, 홈가드닝 등 꿀팁을 방출합니다.

선 연습
line-practice

QR코드 동영상을 보며 9가지 선 연습을 해 봅시다.

선의 강약 조절을 익힐 때에는 내 손과 연필이 종이를 누르는 느낌에 집중하도록 합니다.

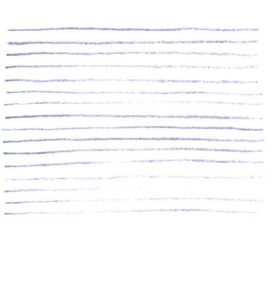

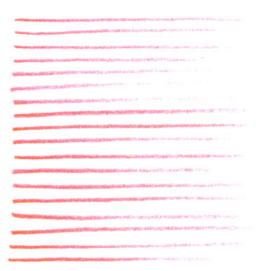

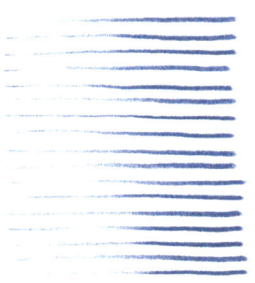

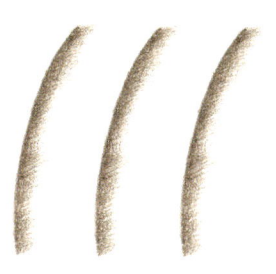
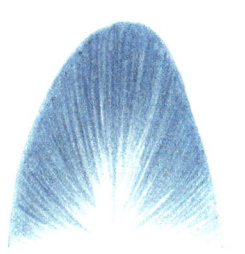
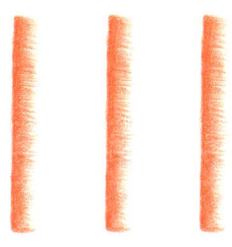
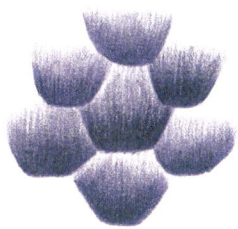

명암단계
light and shade

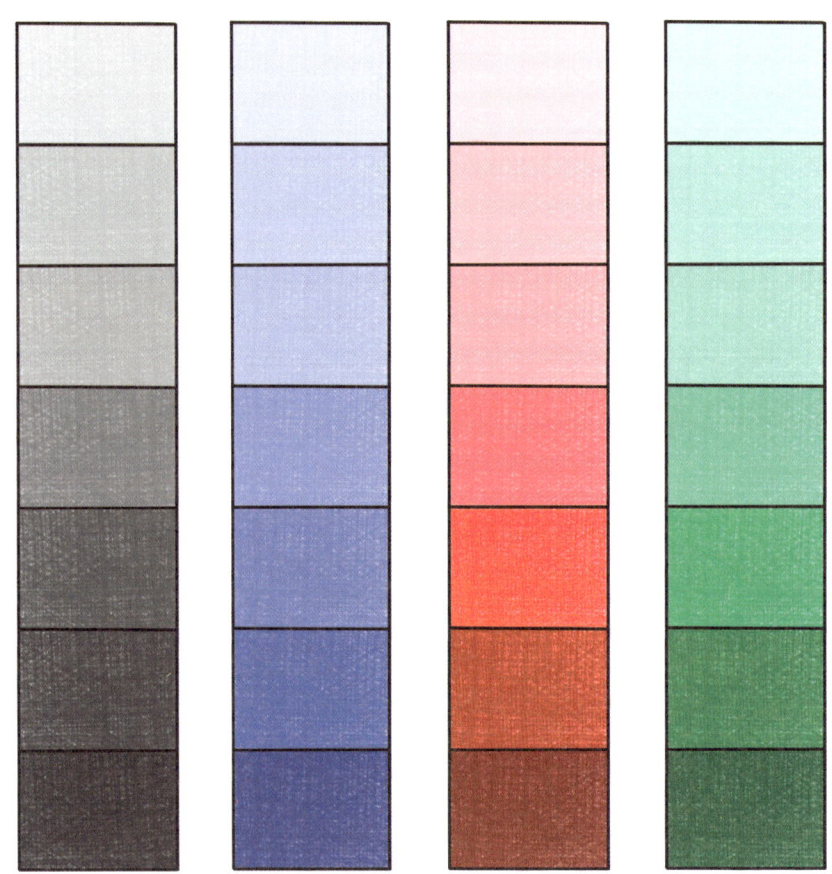

너무 빠르지 않은 속도로 각각의 칸이 하나의 면처럼 보이게 칠해 봅시다.

밝은 부분은 연필을 멀리 잡고 아주 흐린 선으로 표현하는 것이 좋습니다.

반대로 어두운 부분은 연필심과 손의 거리가 가까워질 수 있게 잡는 것이 좋은데 이때 너무 강한 힘으로

칠하면 심이 부러질 수 있으므로 심을 너무 길게 깎지 않도록 주의합니다.

그 러 데 이 션
gradation

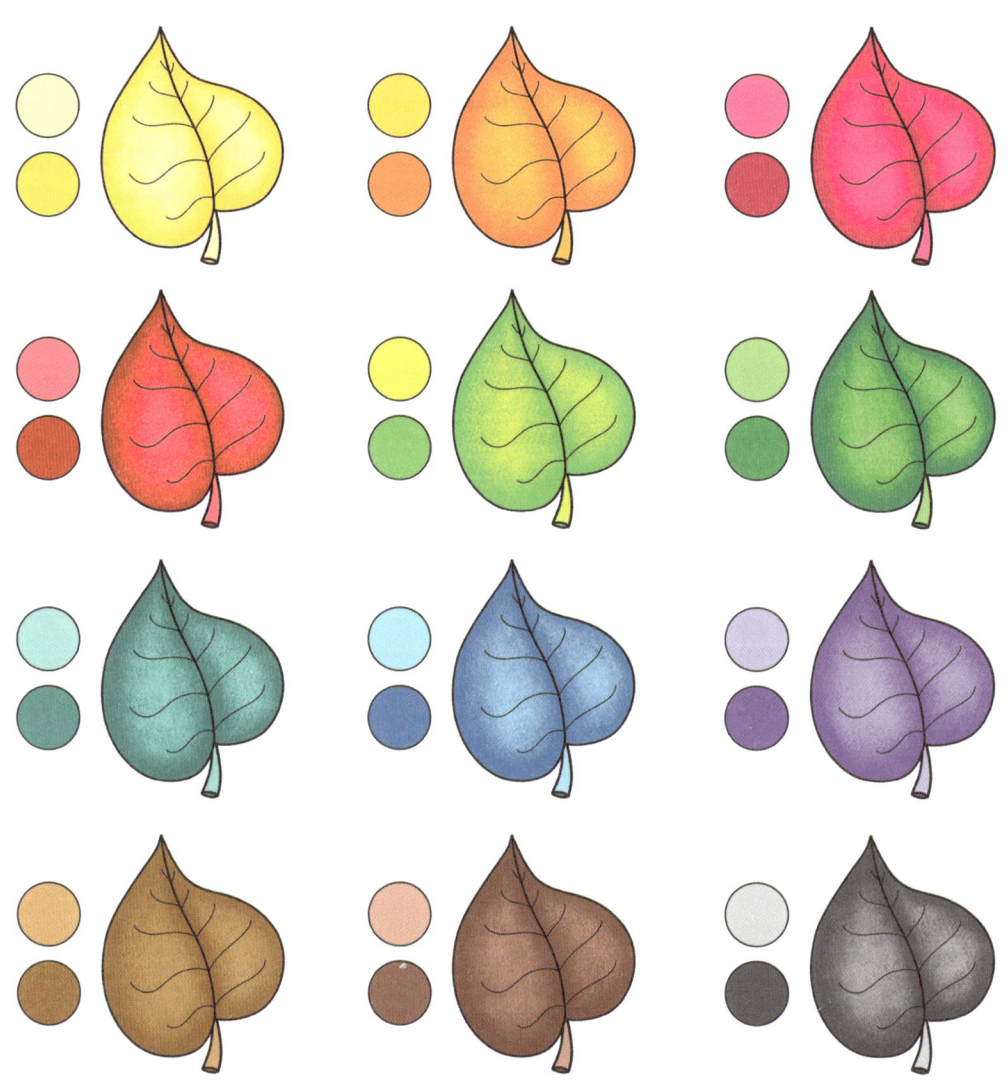

외곽과 가운데 부분을 어두운 색으로 칠하고 나머지 부분은 점점 밝은색으로 채워 나갑니다.
색이 자연스럽게 섞일 수 있도록 두 가지 색을 조금씩 번갈아 가며 칠해 봅시다.

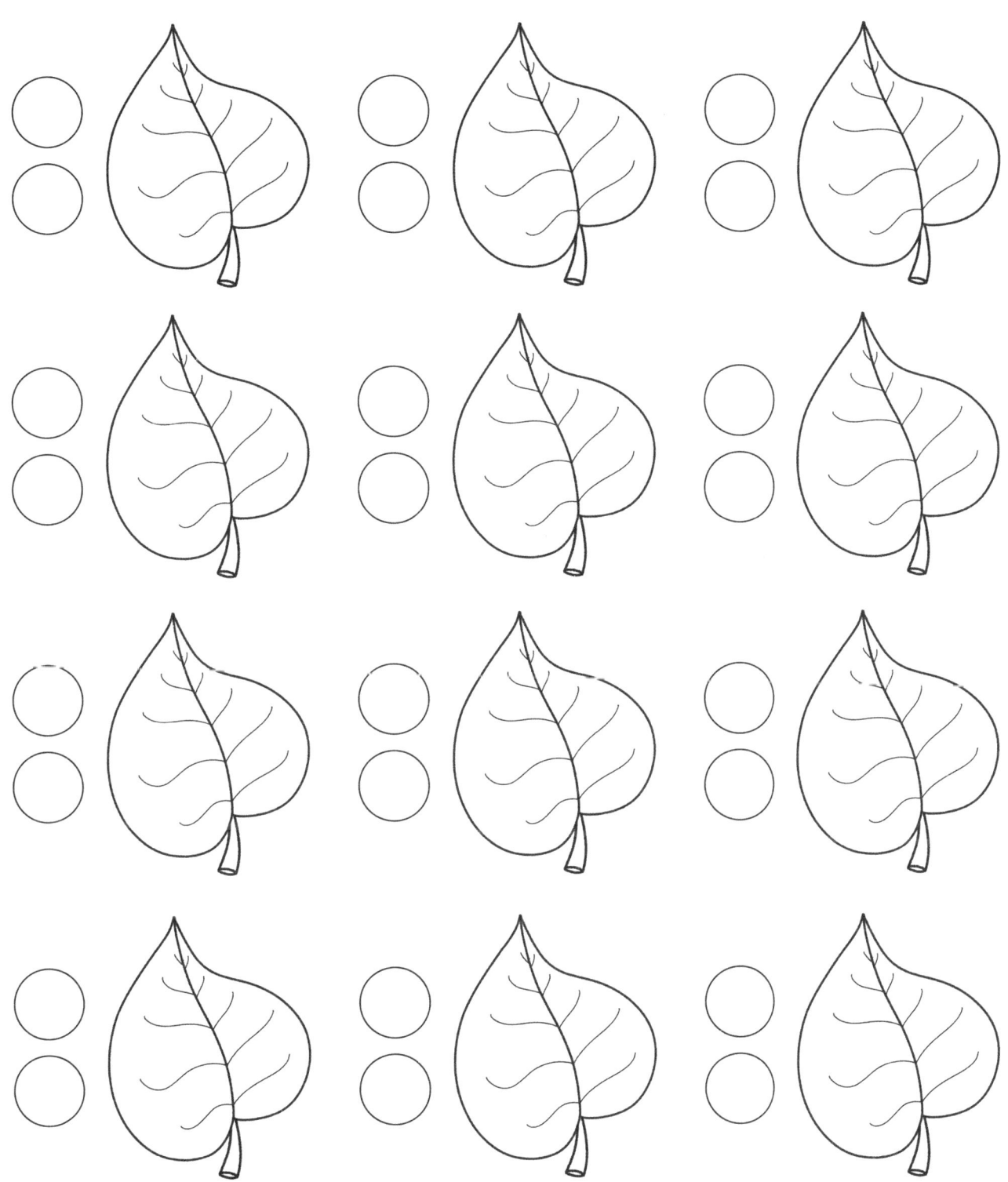

색상환
color wheel

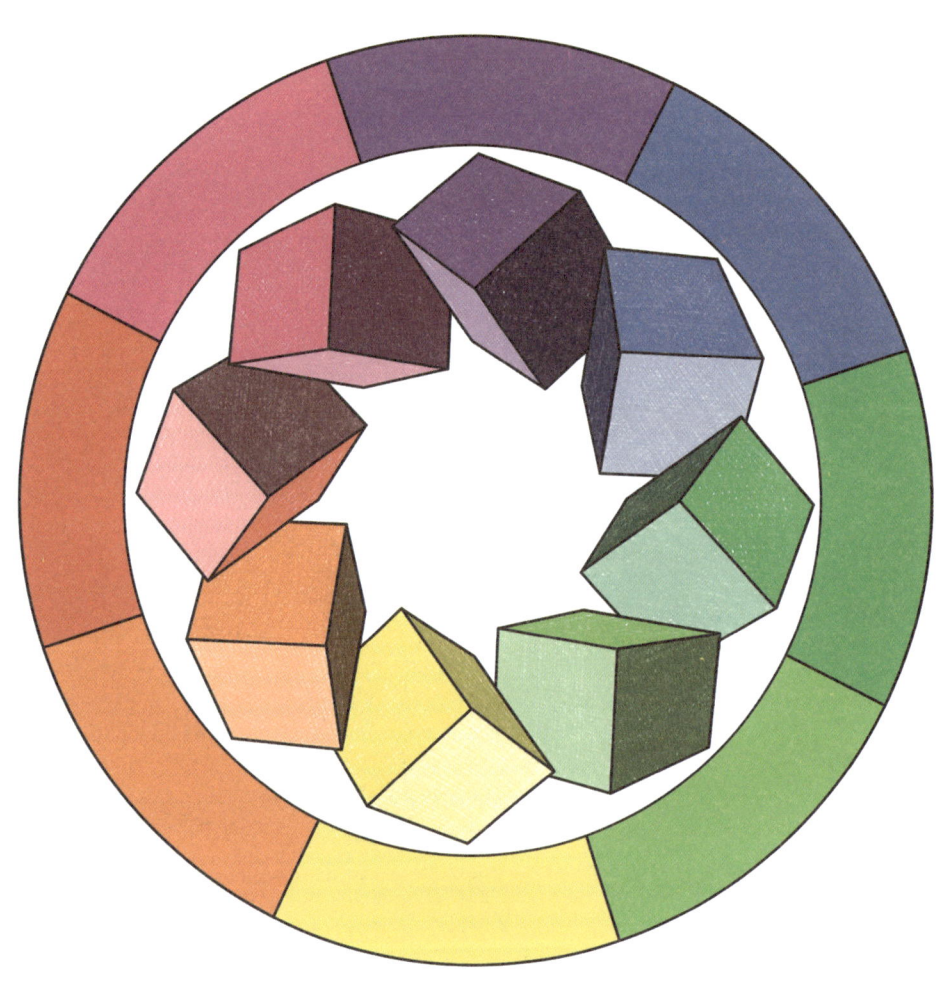

같은 컬러군으로 이루어진 8개의 정육면체를 색칠해 봅시다.

색상환에서 사용된 색들만 있어도 이 책의 모든 식물들을 그릴 수 있습니다.

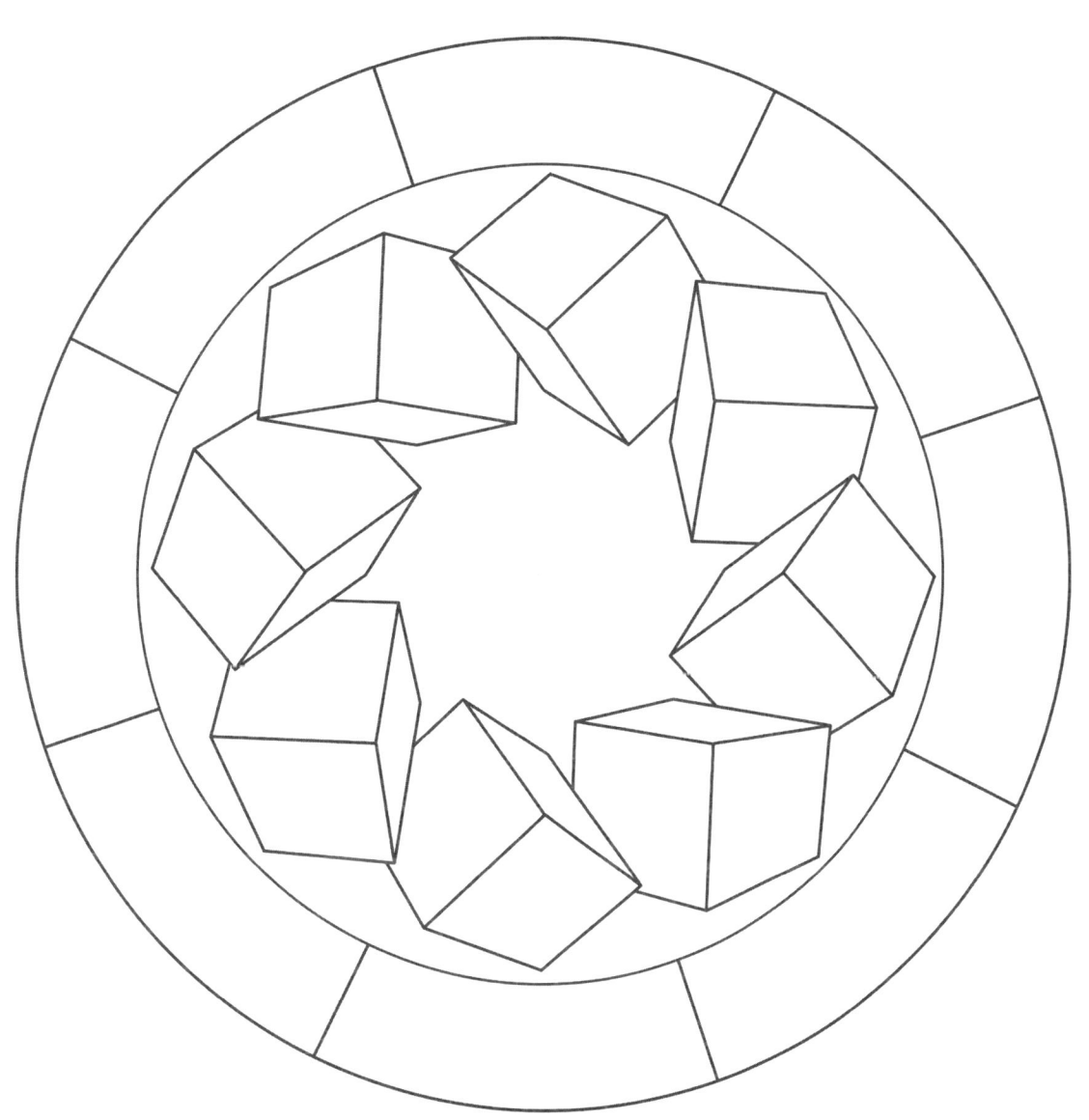

| 워밍업 |
warming up

수정향

Ludwigia octovalvis

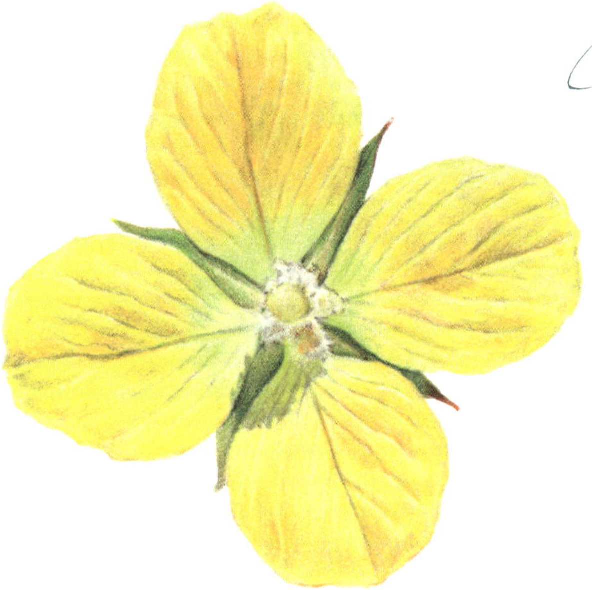

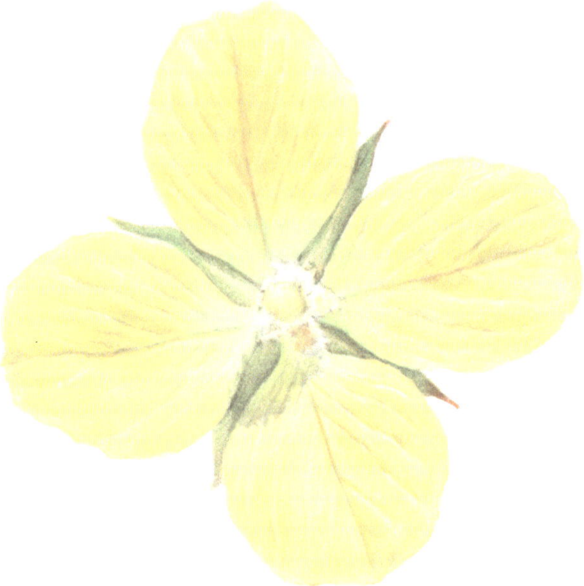

일일초

Madagascar periwinkle

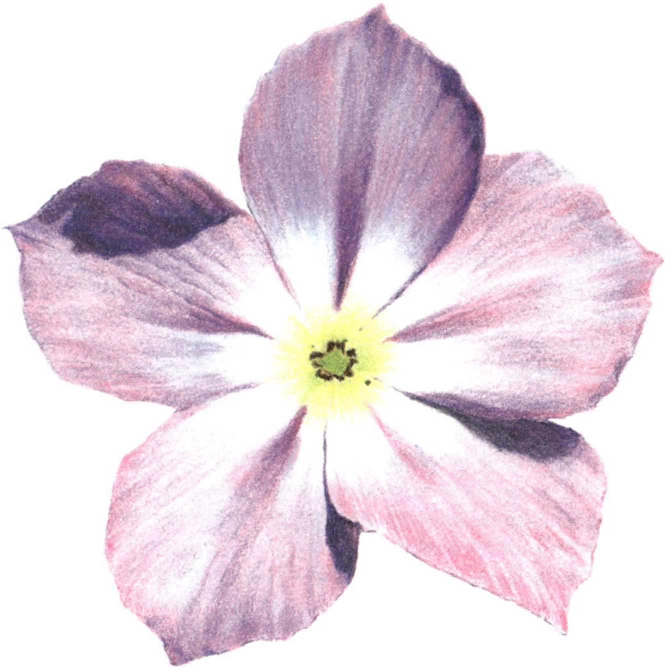

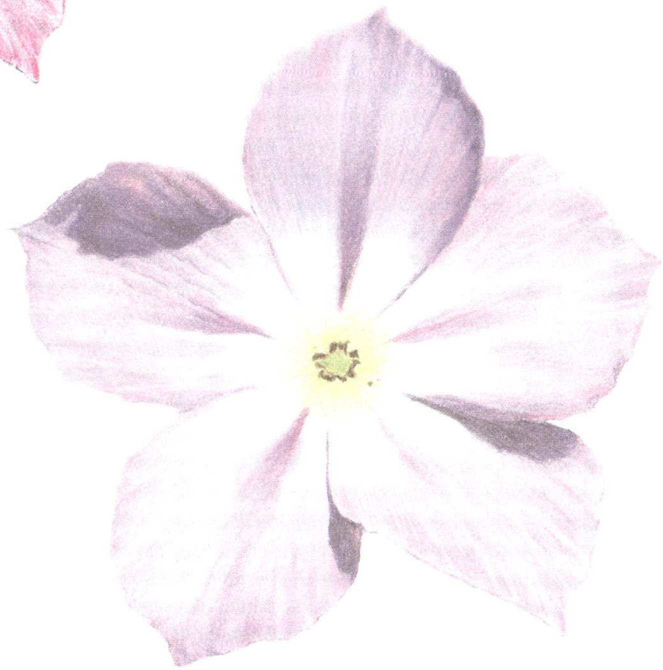

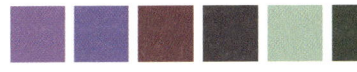

장미

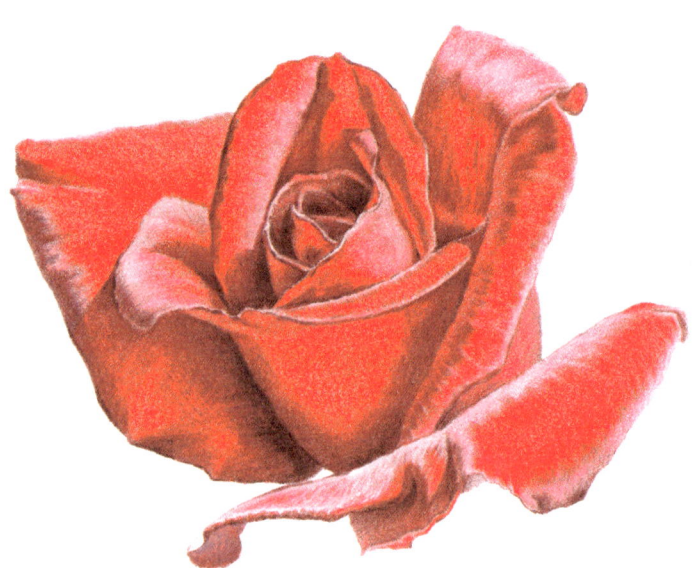

Velvet rose

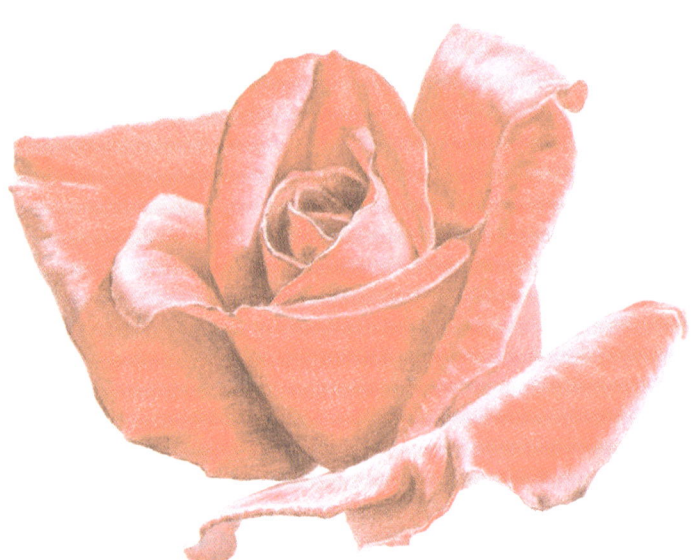

코스모스

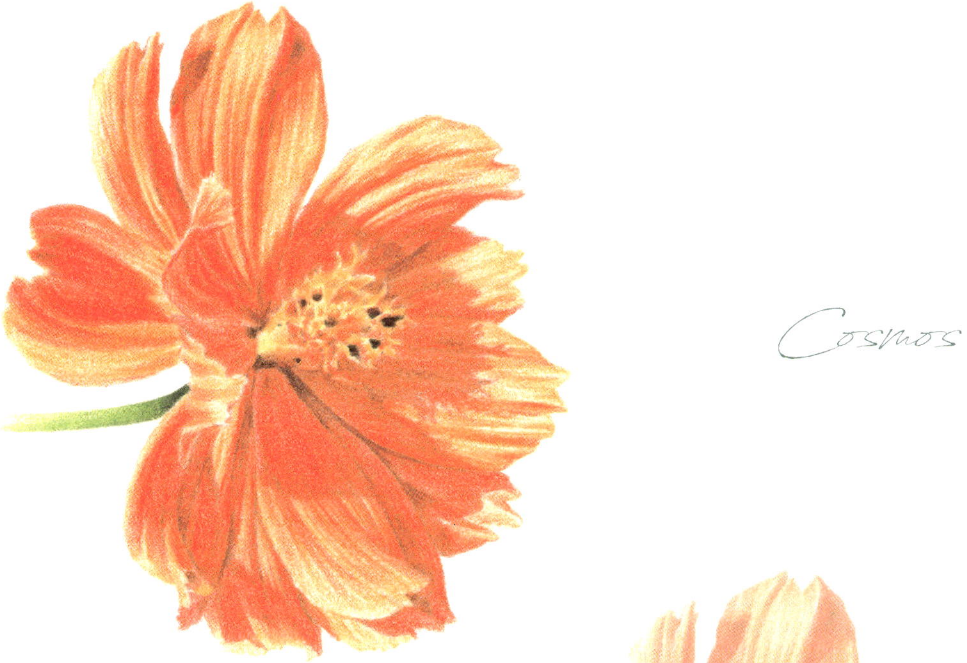

Cosmos

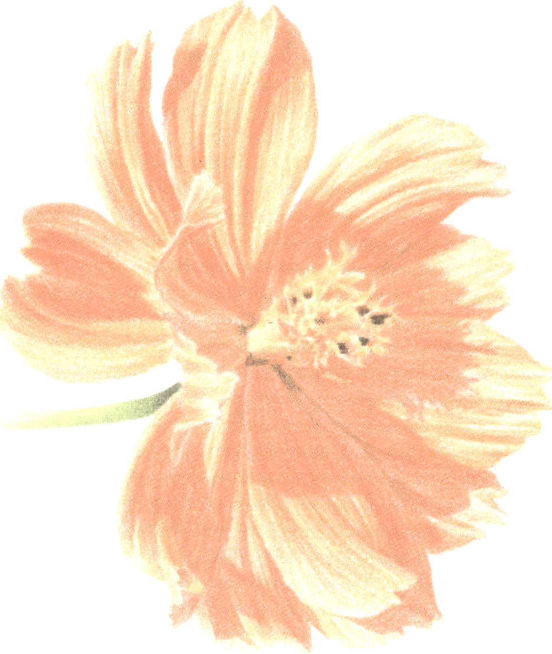

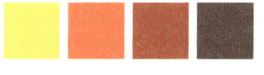

플럼바고

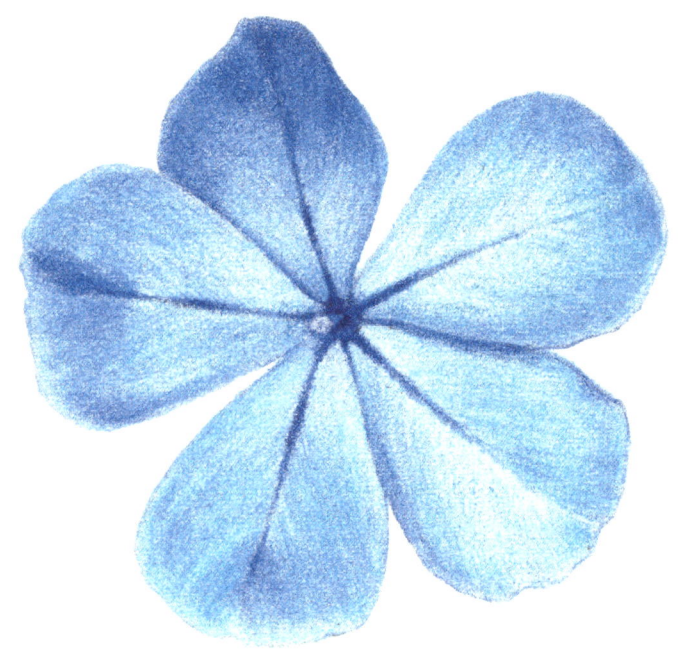

Plumbago

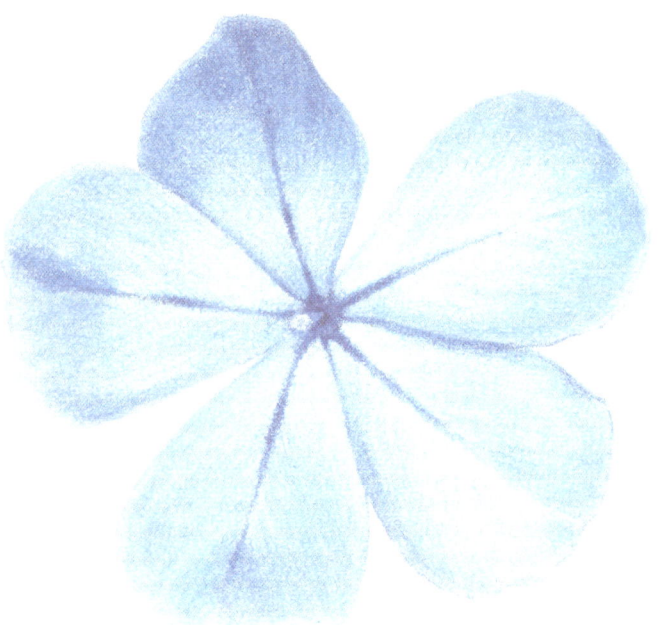

기억력 강화를 위한 시니어 반려식물 컬러링북
Companion Plant Coloringbook

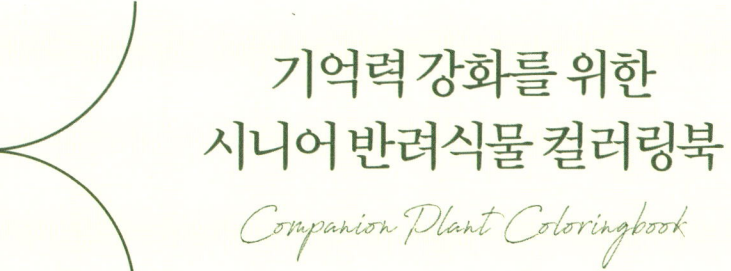

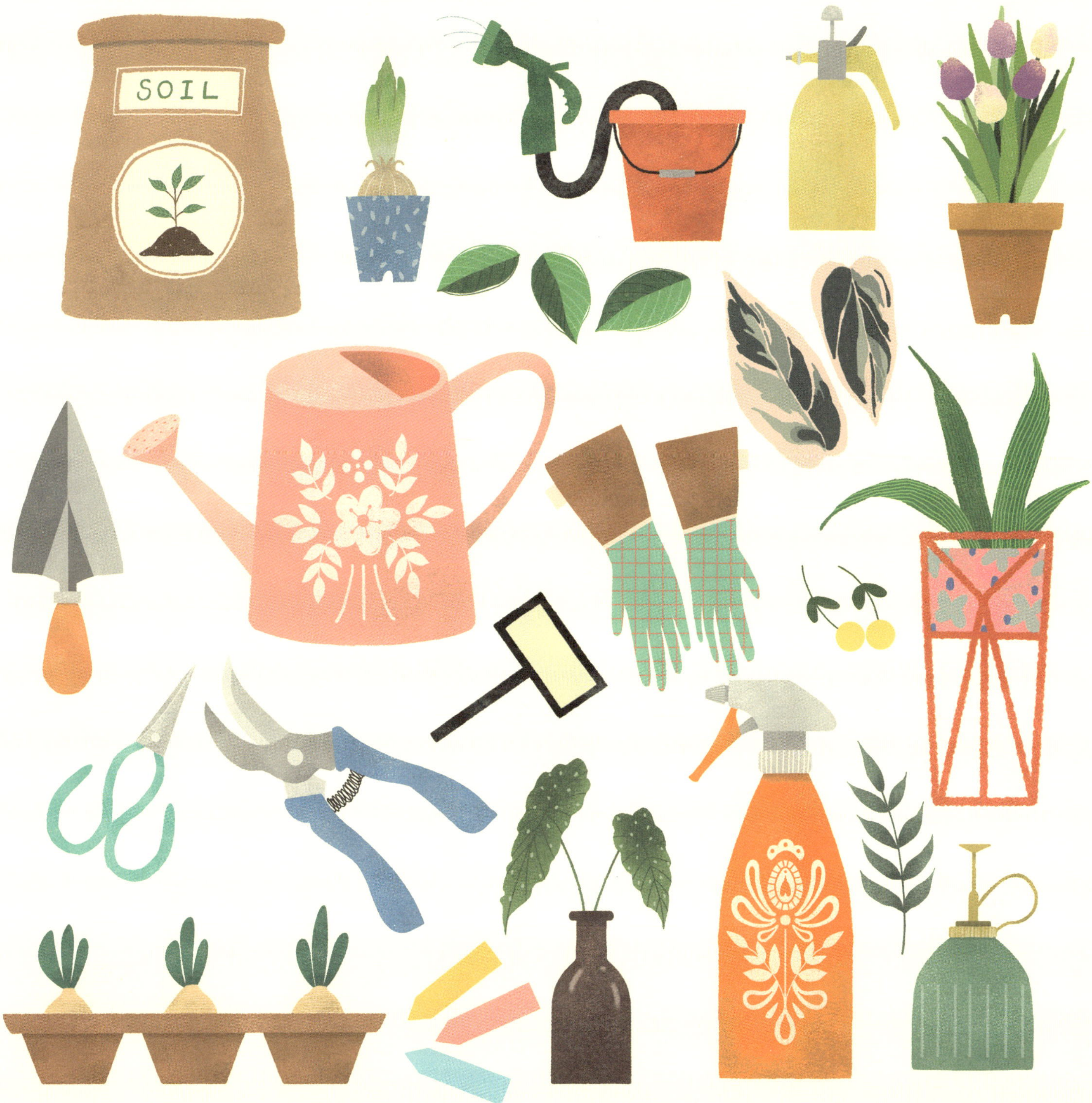

몬스테라
monstera

'봉래초'라고도 불리며 습기가 많은 곳에서 잘 자란다. 멕시코산이며 온실에서 재배한다. 잎은 깃처럼 갈라지고 군데군데 구멍이 있어 폭우와 강한 바람에 잘 견디고 밑부분 잎도 광선을 받을 수 있는 구조로 발달하였다. | 꽃말 | **기이함, 깊은 관계**

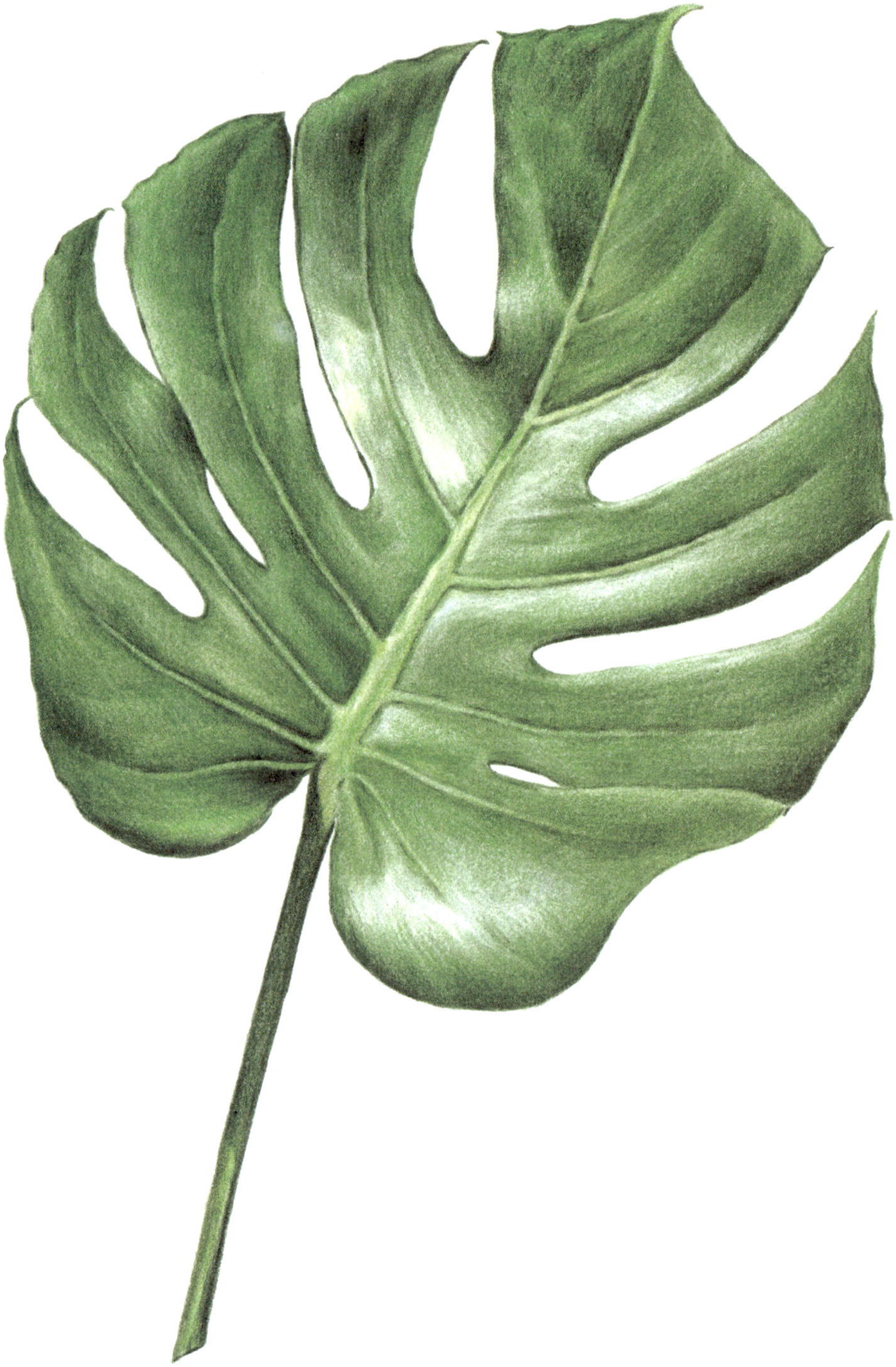

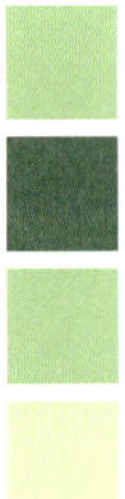

제라늄
Geranium

꽃 색이 다양하고 화려하며 관상기간이 길어 아파트 베란다에서 많이 키우는 식물이다. 남아프리카에 자생하는 온대식물로 약한 광량, 건조 등 불량환경에 대한 적응력이 강하고 병충해에 강하기 때문에 인기가 높다. | **꽃말** | **그대의 행복**

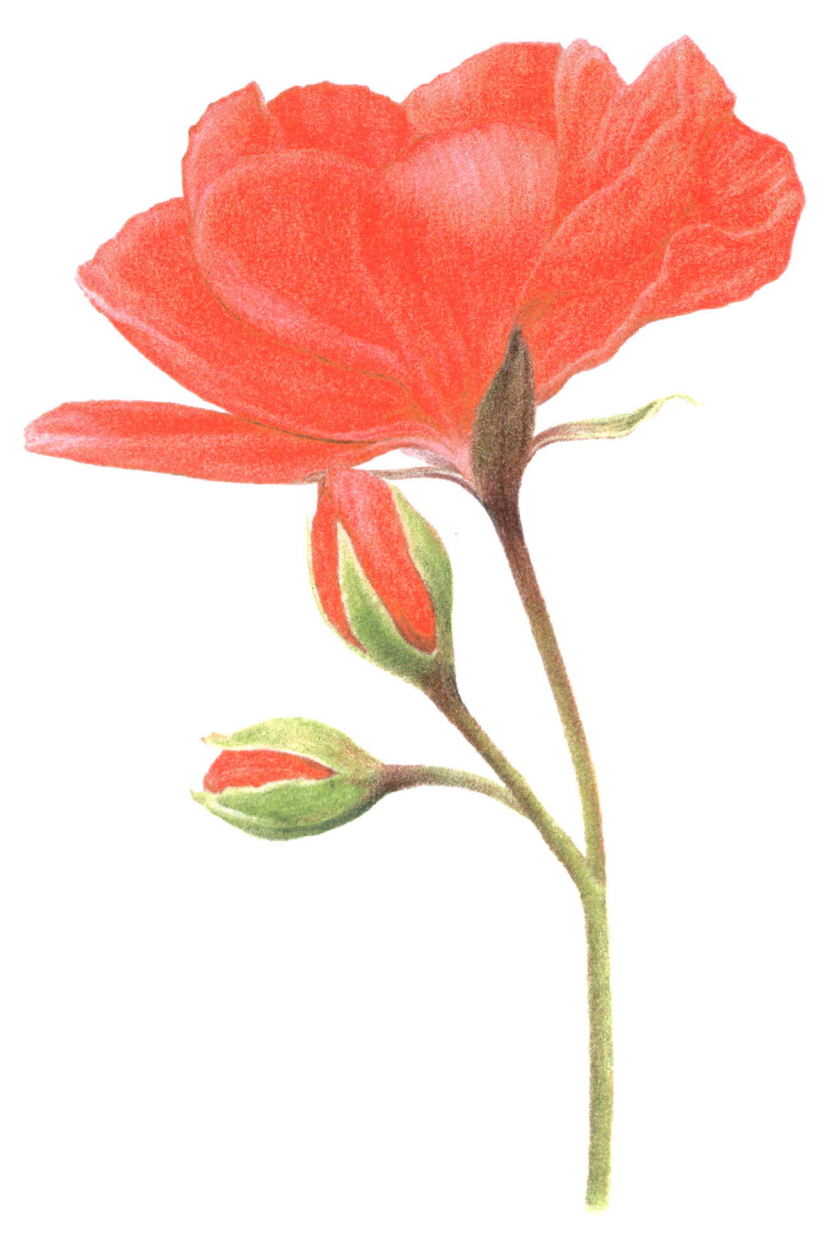

서양벌노랑이
Lotus corniculatus

콩과 식물로 '노랑돌콩'이라고도 불리며 산과 들의 양지에서 자라며 높이는 약 30cm이다. 꽃은 6~8월에 노란색으로 피고 뿌리를 강장제나 해열제로 사용한다. | **꽃말** | **다시 만날 때까지**

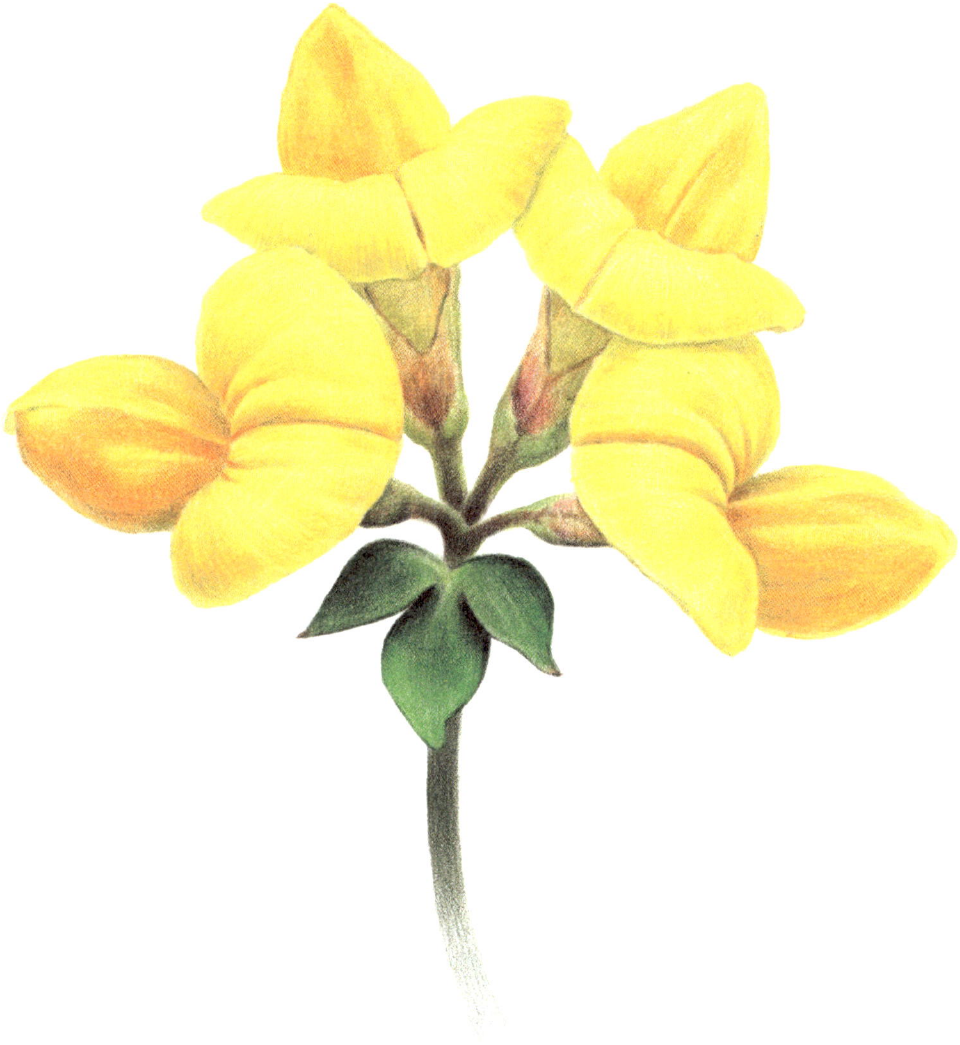

군자란
Kaffir lily

이름은 군자란이지만 '난'과는 관련이 없는 식물이다. 씨로 번식할 경우 개화까지 4~5년이 걸린다. 반 그늘지며 바람이 잘 통하는 곳에서 잘 자라지만 겨울에는 얼 수도 있으므로 집 안에 두고 보호해야 한다. | 꽃말 | 고귀, 우아

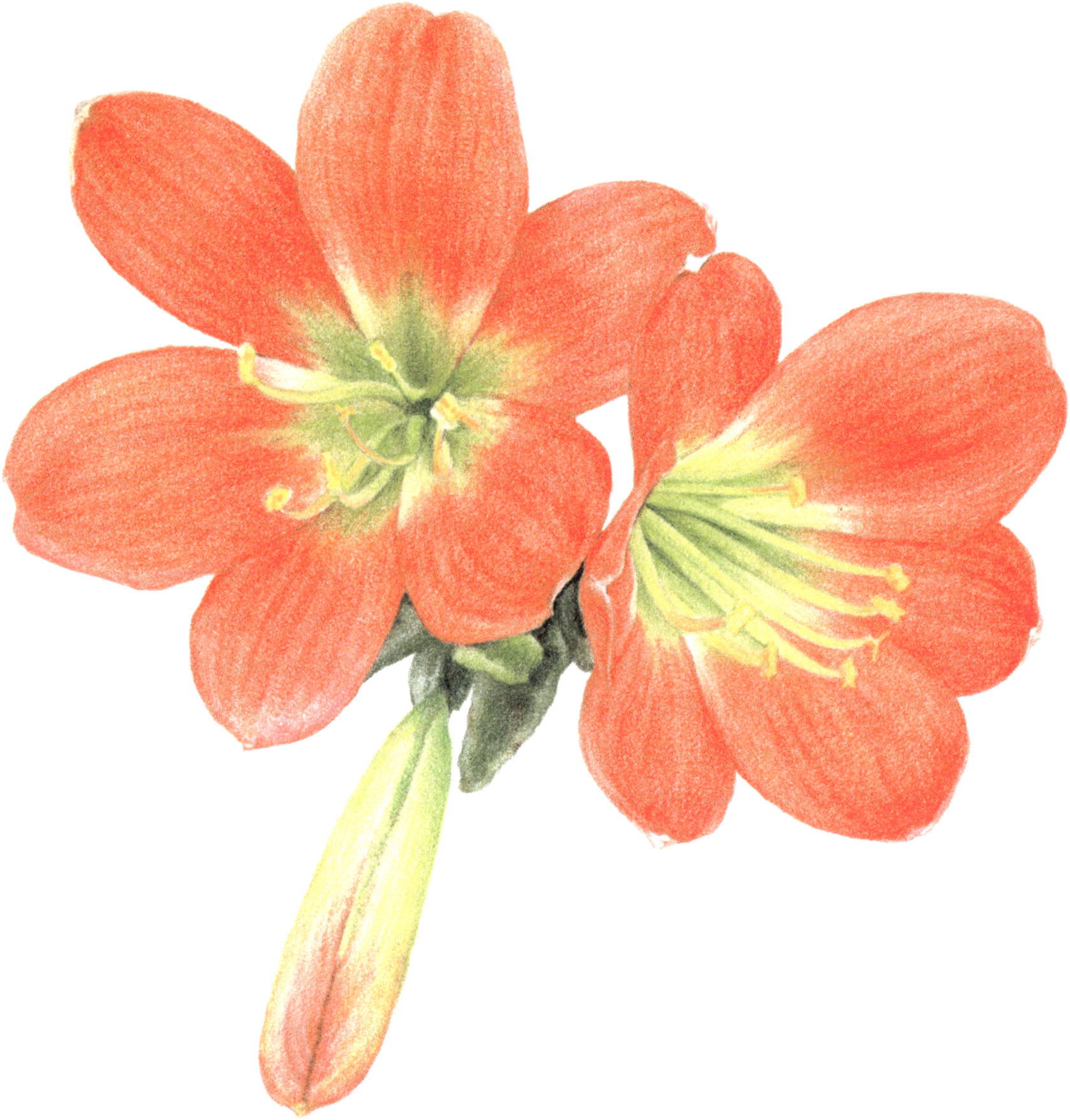

크로커스
Crocus

붓꽃과 식물로 봄에 꽃을 피운다. 해를 좋아하며 구근식물로 꽃송이는 낮에 피고 해가 저물면 오므라든다. 개화기간은 약 일주일이지만 곧 새로운 꽃이 다시 핀다. 추위에 강해 월동이 되고 베란다에서도 잘 크는 편이다. | 꽃말 | **언제나 당신을 기다립니다.**

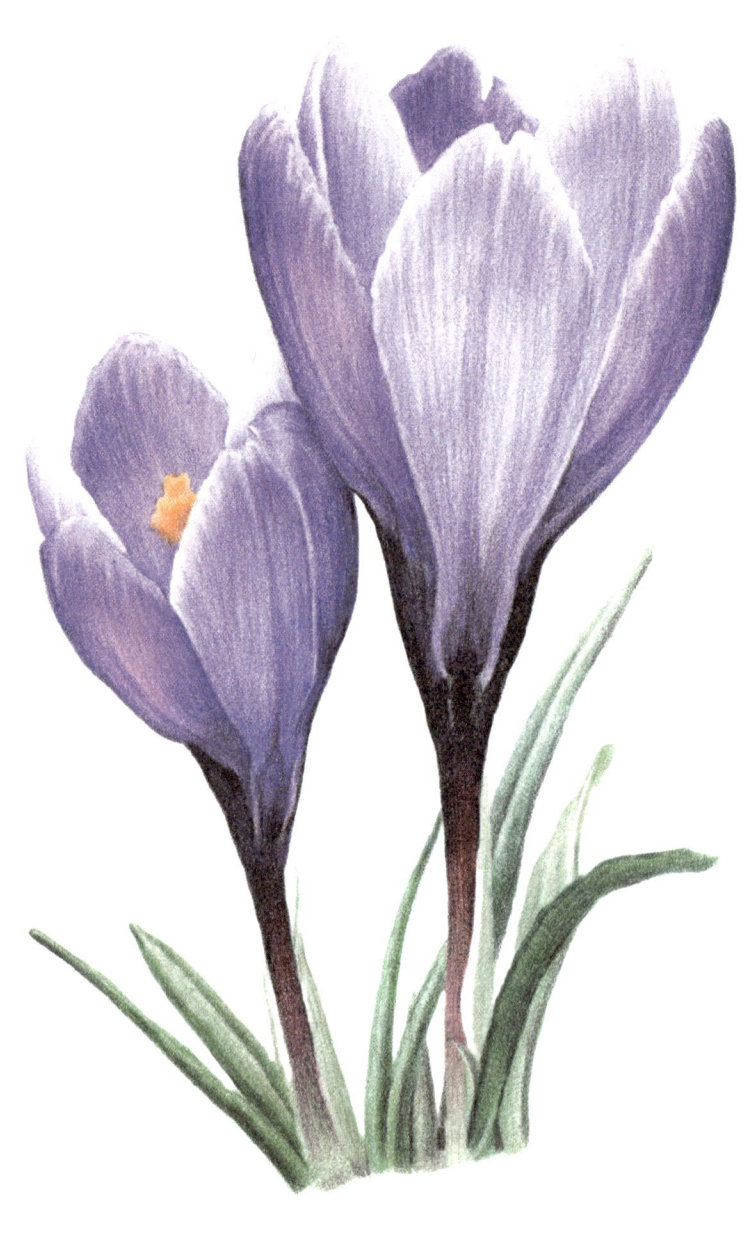

하트 호야
Hoya carnosa

중국 남부와 동아시아가 원산지이다. 4m까지 자랄 수 있는 덩굴 식물로 햇빛이 충분하면 여름에 꽃을 피우며 꽃이 진 자리에서 다시 꽃을 피우는 특성이 있다. 생육 적정 온도는 10~35도이이다. | 꽃말 | **귀여운 사랑**

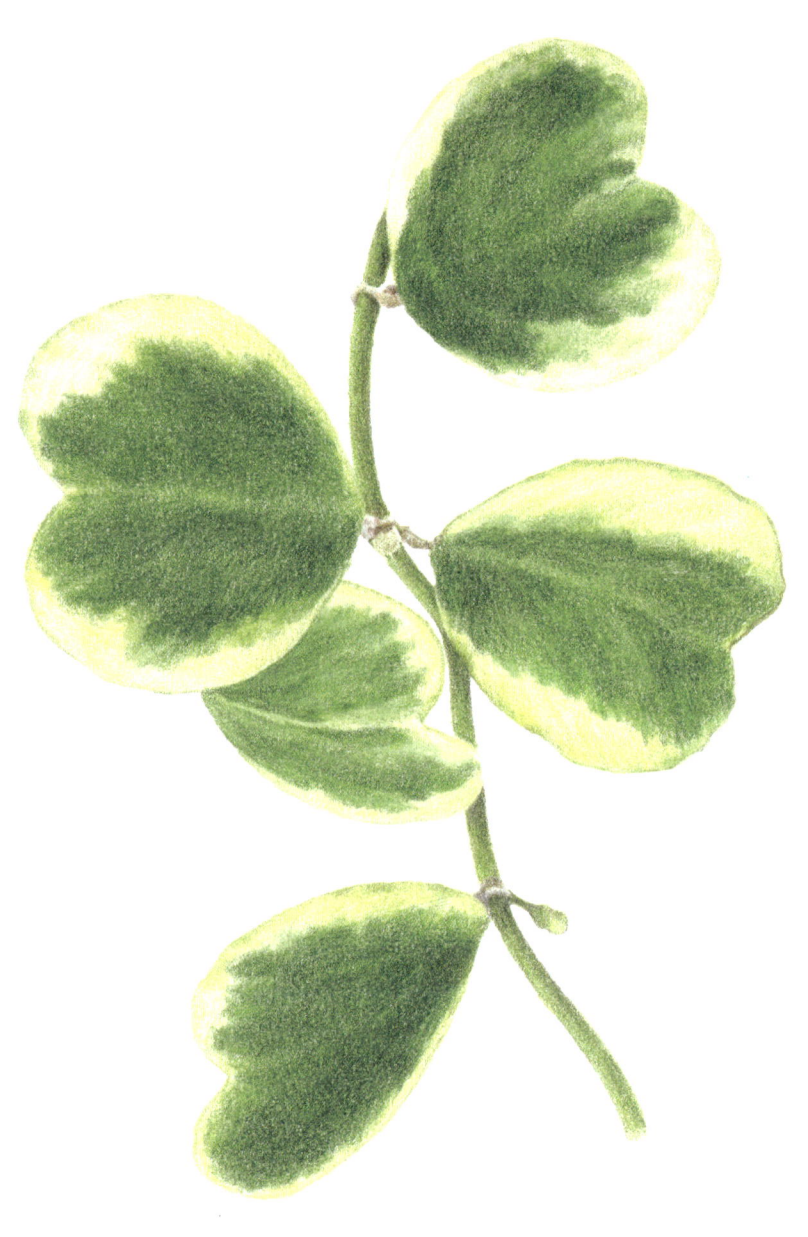

벨벳장미
Velvet rose

18세기 말 아시아의 원종이 유럽에 도입되어 교배가 이루어져 많은 품종들이 만들어졌다. 햇빛을 좋아하는 식물로 적정 생육온도는 24~27도이고 야간온도는 15~18도이다. 자기 유도형 식물로 일장 조절이나 저온 처리가 따로 필요 없으며 햇빛과 환기, 배수가 중요하다. | 꽃말 | 열렬한 사랑

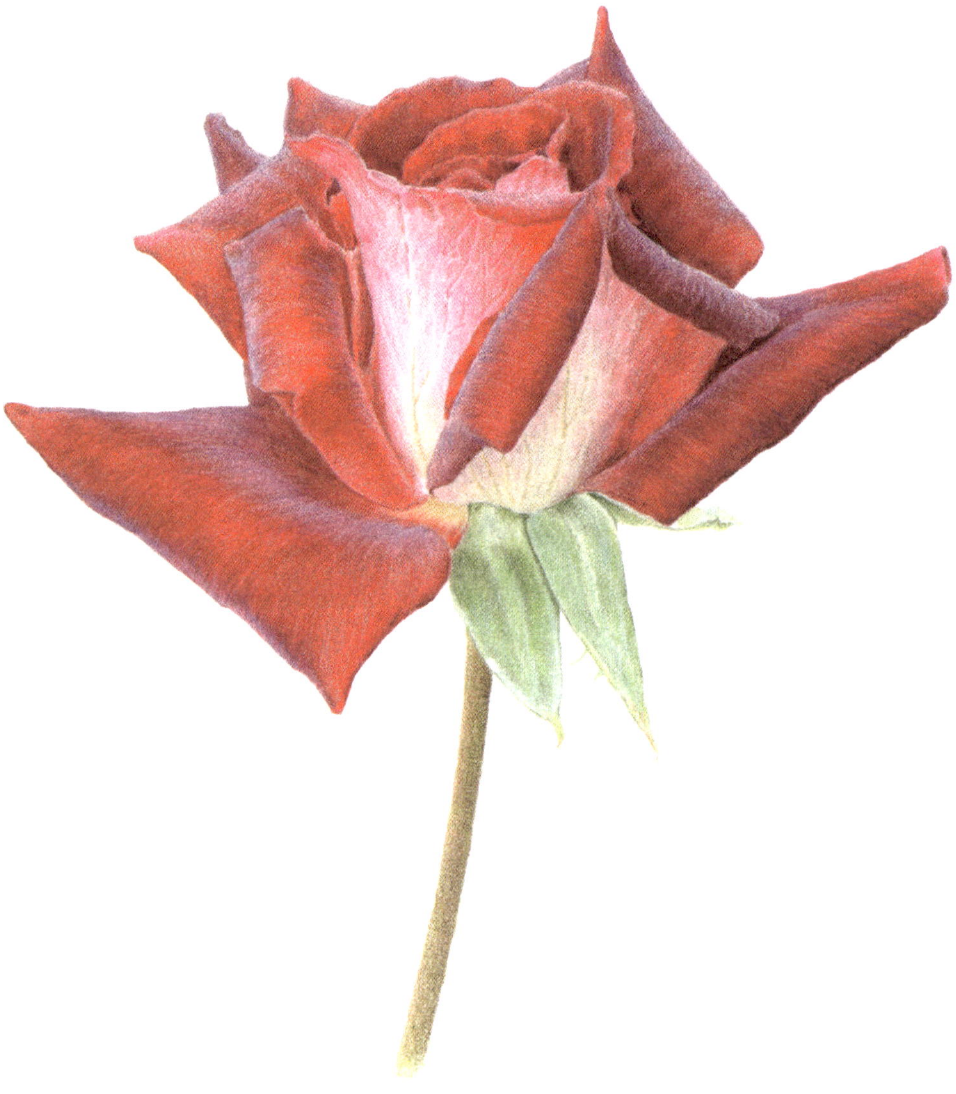

불꽃나리
Orange lily

유럽 야생화로 백합 중 가장 빨리 성장한다. 꽃이 아름다워 정원에 심어지기도 한다. 독성이 있으므로 말린꽃은 고양이가 닿을 수 없는 곳에 두어야 한다. 개화기간이 보름 정도로 길지 않으며 번식이 잘되는 편이다. | 꽃말 | 깨끗한 마음, 존엄

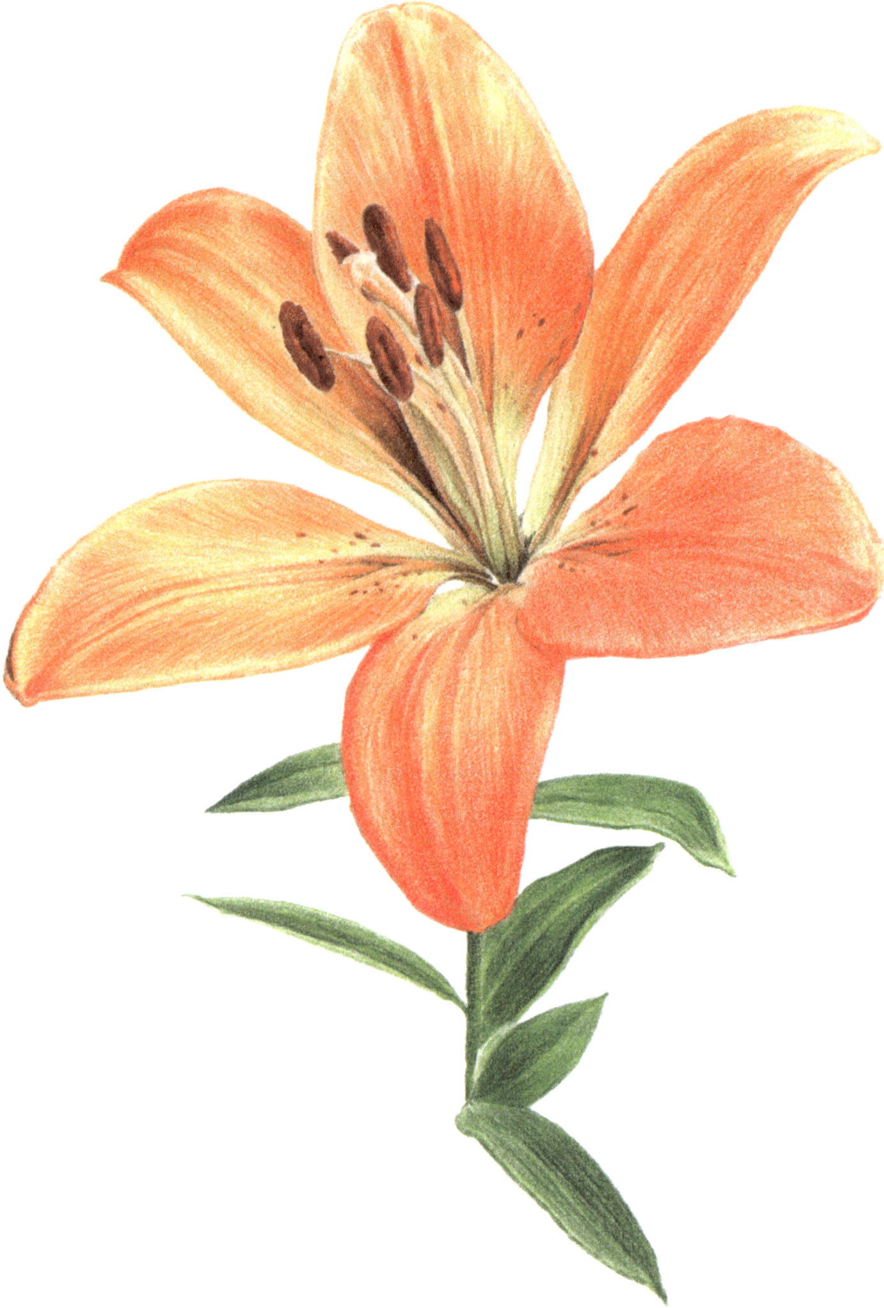

아프리카 금잔화
Dimorphotheca aurantiaca

금잔화와 비슷하게 생겨 아프리카 금잔화라고 불리며 국화과 식물이다. 높이는 30~50cm 정도이다. 꽃은 4~5월에 피며 밤에는 오므라든다. 강한 산성과 습기를 싫어하며 배수가 잘되는 곳을 좋아한다.

| 꽃말 | 원기, 행복

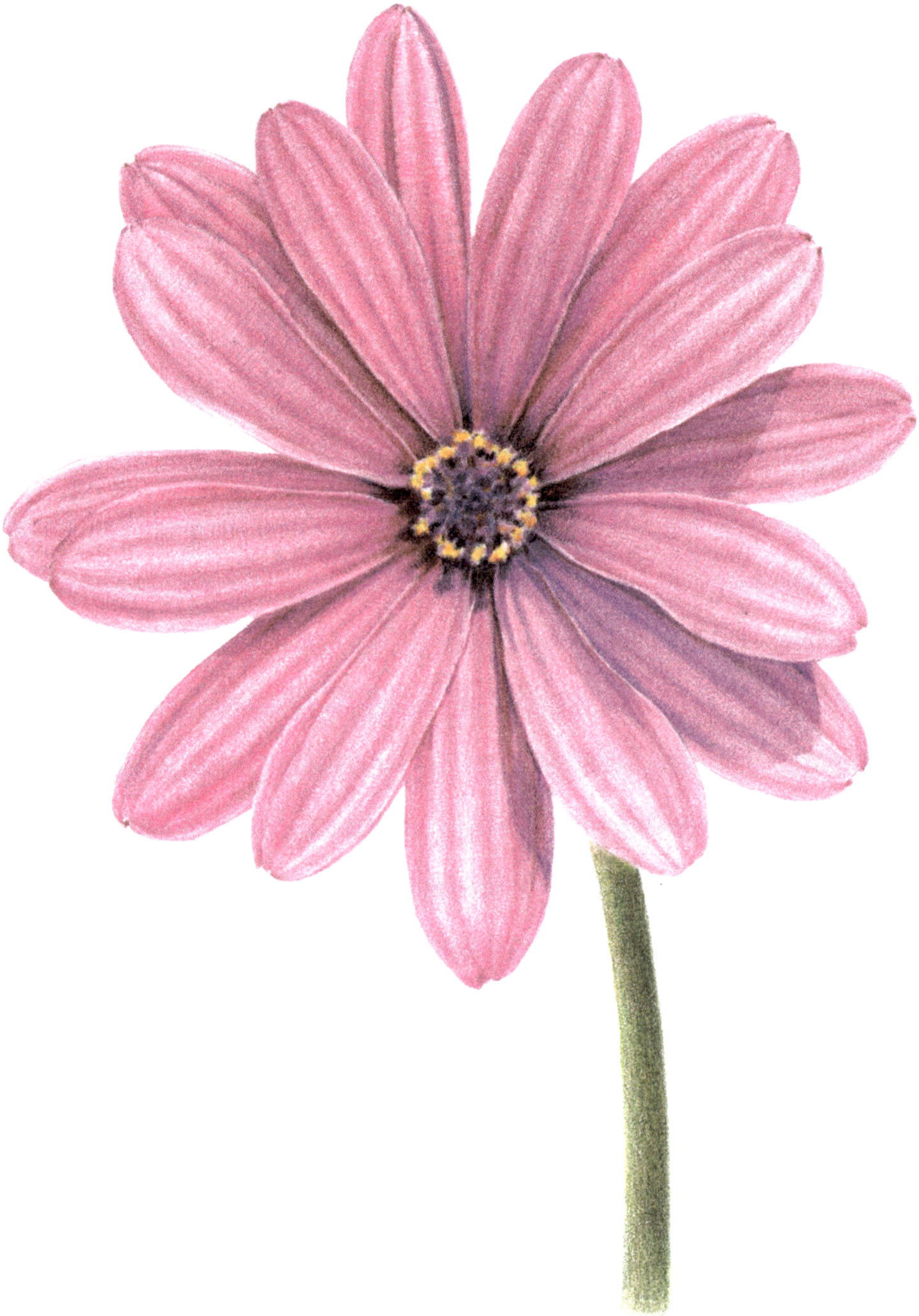

겨울바람꽃
Eranthis hyemalis

다년생 꽃으로 키는 8~13cm이다. 노란색 꽃을 피우며 꽃의 지름은 2.5cm 정도이다. 반그늘을 좋아하며 유기질 함량이 많은 흙을 좋아한다. | 꽃말 | 비밀스러운 사랑

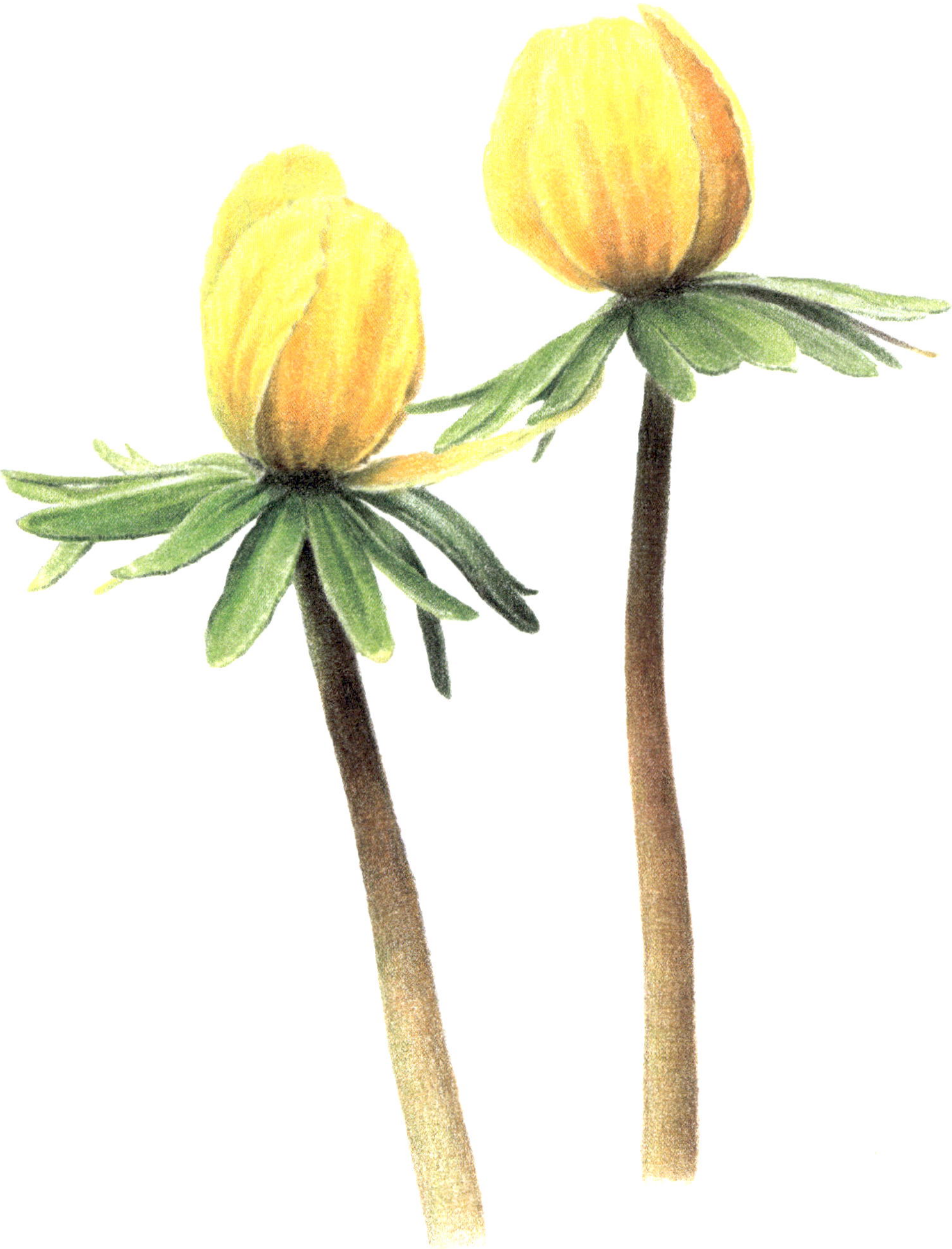

꽃기린
Crown of thorns

꽃이 솟아 오른 모양이 기린을 닮아 꽃기린이라는 이름이 붙었다. 날카로운 가시가 줄기 전체에 있으며 낮은 나무 모양으로 자란다. 또한 추위에 강해 3~5도에서 월동이 가능하지만 겨울에도 개화를 원할 경우 10도 이상의 보온이 필요하다. | 꽃말 | 고난의 깊이를 간직하다.

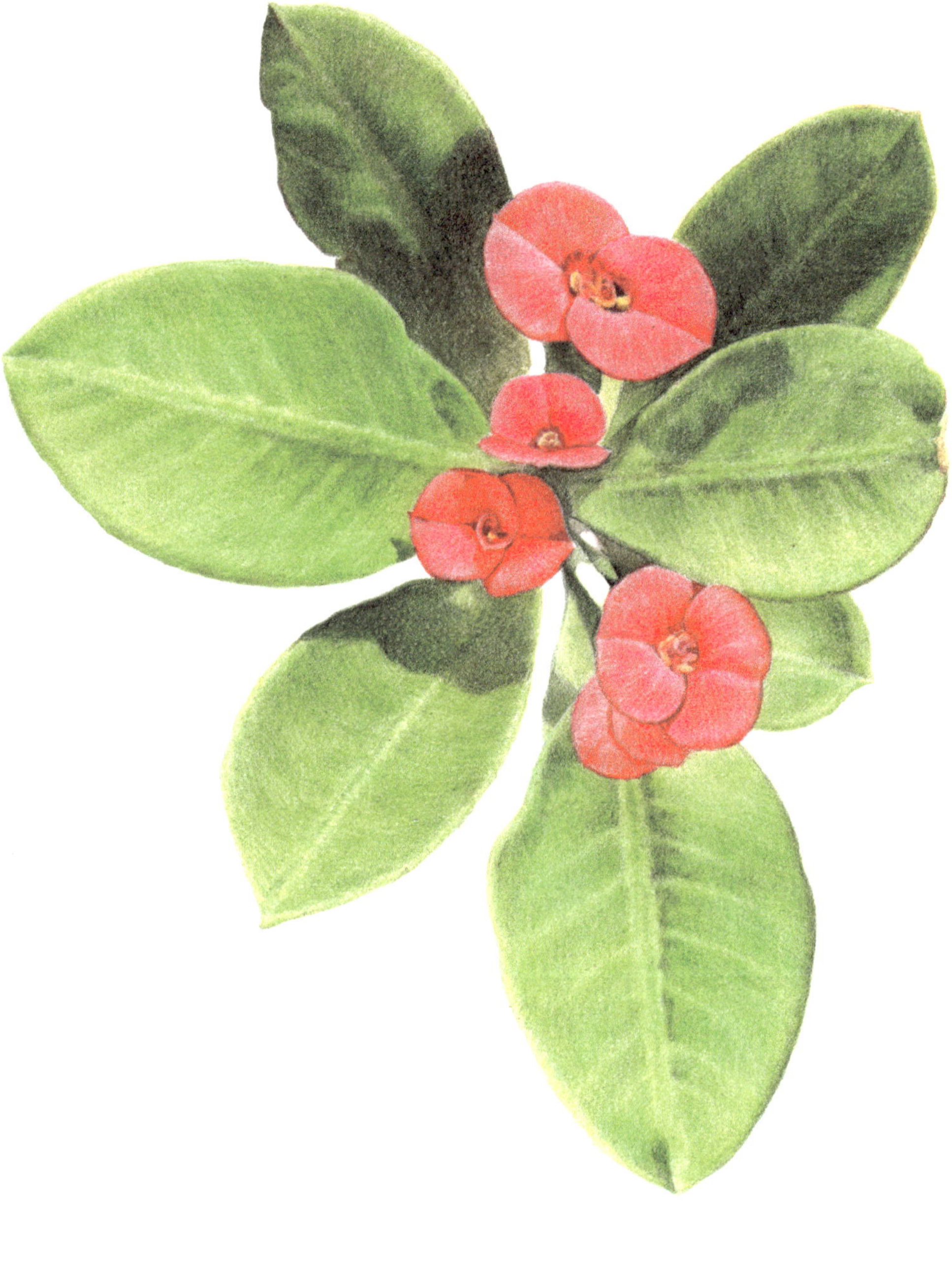

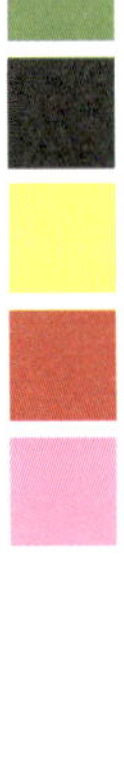

로뮬리아
Romulea

붓꽃과의 속씨식물로 유럽, 지중해, 아라비아 반도, 아프리카에 분포한다. 햇빛이 많은 곳을 좋아하며 모래나 사양토 또는 약산성 토양을 좋아한다. 따뜻한 환경에서 자라기 때문에 수돗물 대신 상온의 정수된 물을 주어야 한다. | 꽃말 | 사랑의 방문

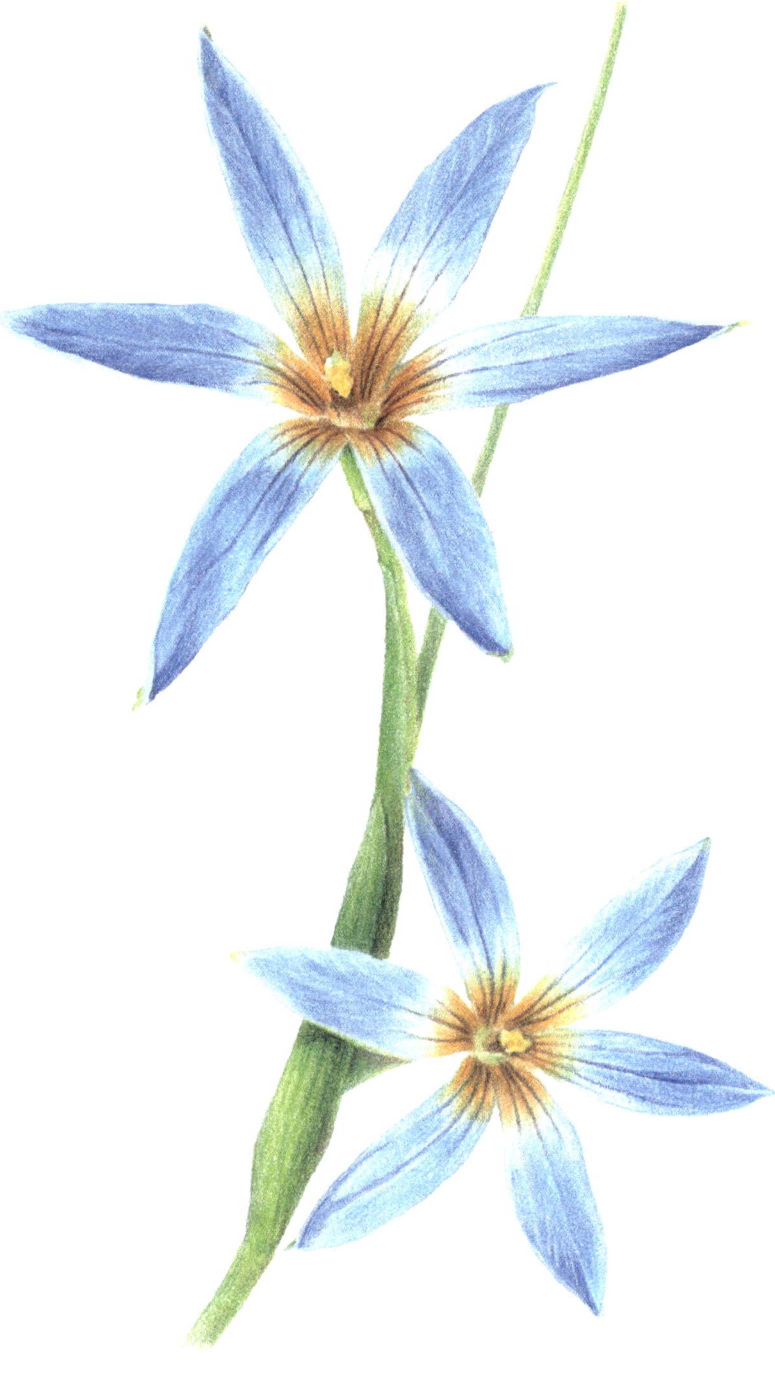

달리아
dahlia

국화과에 속하며 원산지는 멕시코이다. 고산지방에서 자생하므로 여름에는 약하고 봄, 가을에 개화가 잘된다. 우리나라에서는 8~10월에 꽃이 선명해진다. 고구마처럼 생긴 뿌리로 번식한다. | 꽃말 | 정열, 불안정과 변덕

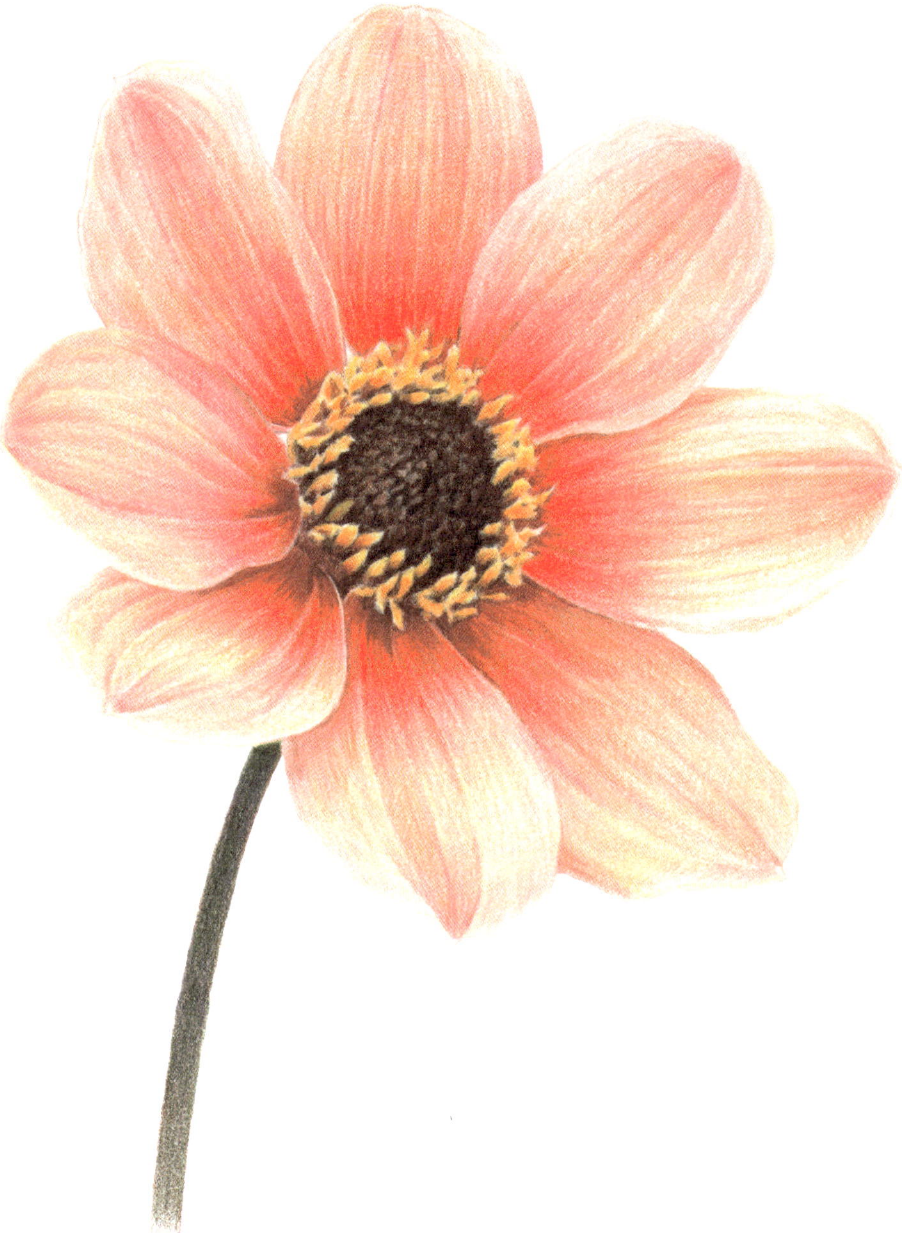

시클라멘
cyclamen

앵초과 식물로 관리가 어려운 편에 속한다. 높은 광도가 요구되어 거실 창 쪽이나 발코니에서 키우는 것이 좋다. 보통 비료를 필요로 하며 진딧물이나 응애, 온실가루이 등의 병충해가 생길 수 있다. 꽃은 11~3월까지 피고 저면관수하는 것이 좋다.

| 꽃말 | 수줍은 사랑

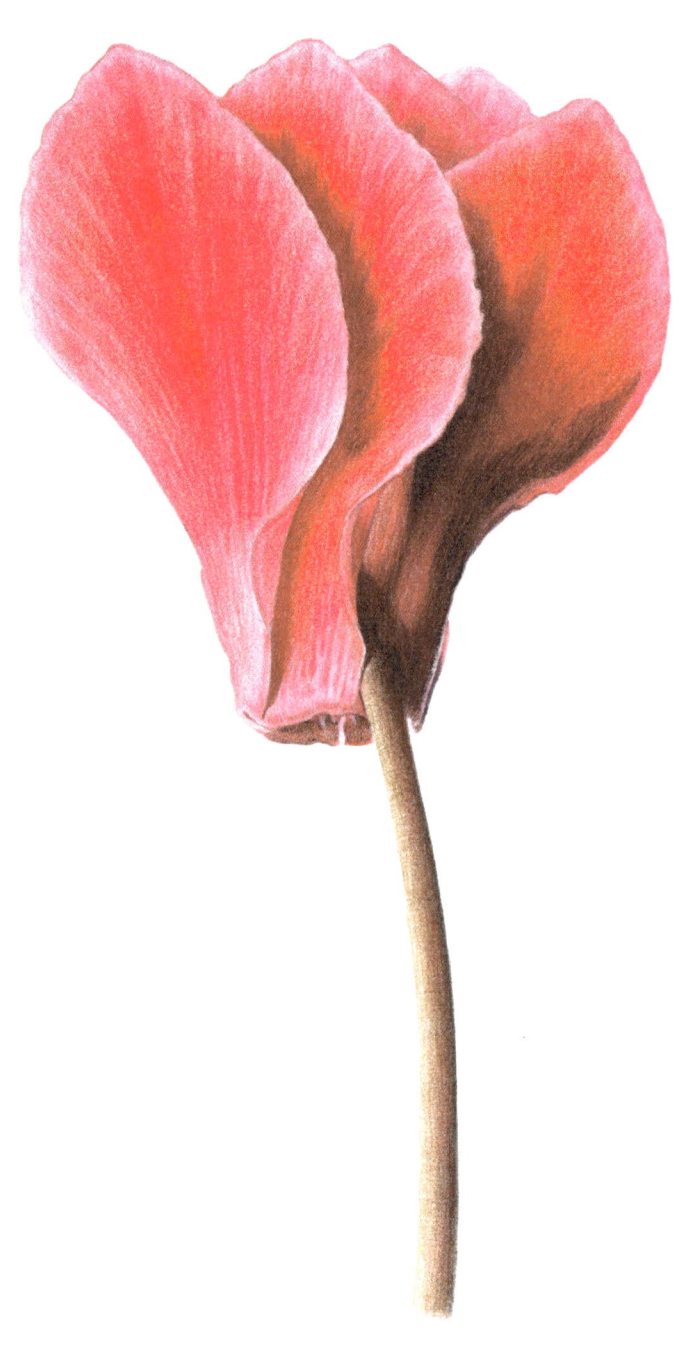

극락조화
Strelitzia reginae

꽃을 피우는 시기는 6~9월 사이이다. 많은 일조량을 필요로 하는 식물로 적정 생육온도는 18~25도이며 겨울엔 10도 이하로 떨어지지 않도록 주의한다. 비슷한 모양의 여인초는 잎이 더 넓고 둥글지만 극락조화는 잎의 폭이 좁고 잎 끝이 뾰족하다. | **꽃말** | 영원불멸

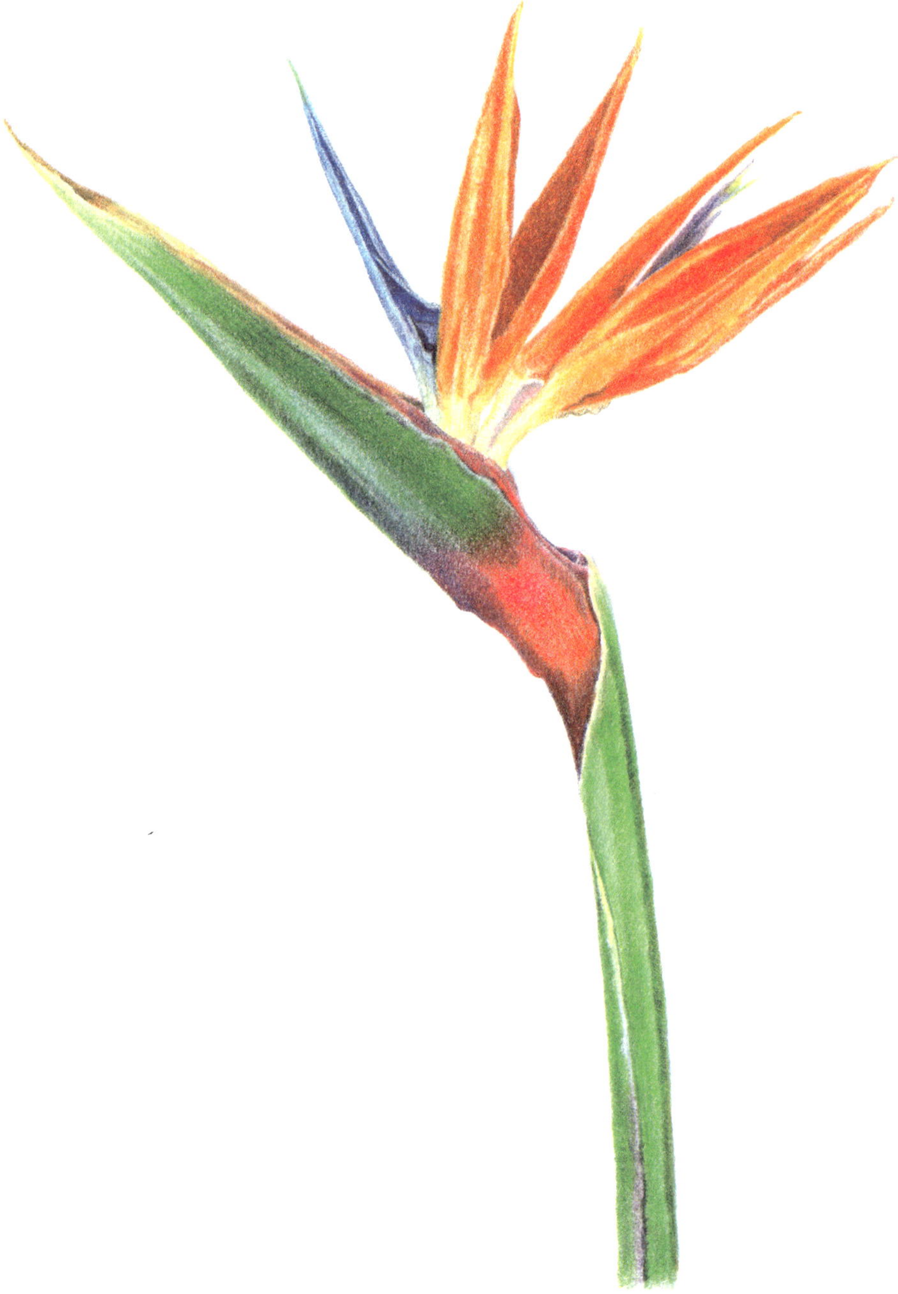

괭이밥
Oxalis corniculata

초장초, 시금초라고도 불린다. 높이는 10~30cm이며 가지를 많이 친다. 꽃은 5~9월에 피우며 잎겨드랑이에서 꽃자루가 나와 1~8개의 노란색 꽃이 핀다. 어린잎은 식용하며 한방에서는 임질, 약창, 치질, 살충 등에 처방한다. | 꽃말 | 빛나는 마음

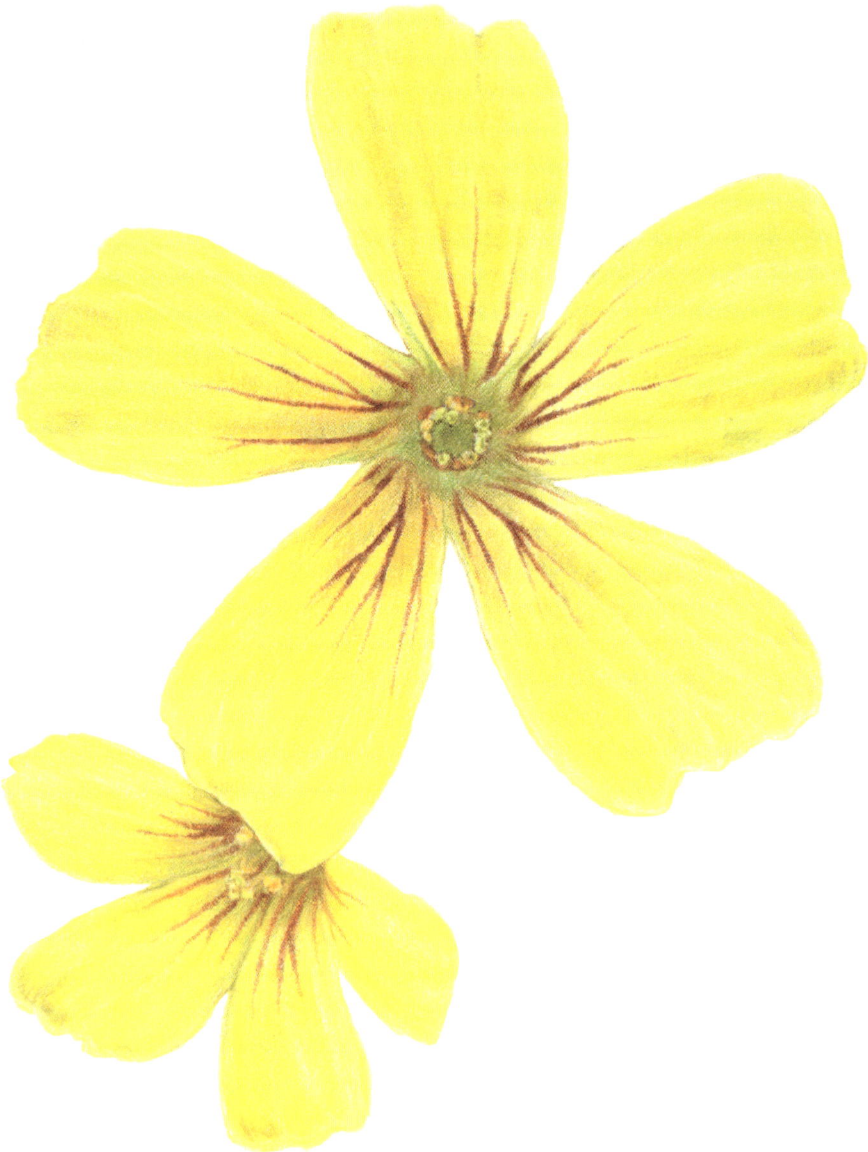

호접란
Orchid

21~25도의 고온다습한 환경에서 잘 자라며, 빛이 잘 드는 거실 창가나 직사광선이 적은 베란다에서 키우기 좋다. 봄~가을엔 겉흙이 말랐을 때 물을 주고 겨울에는 흙 대부분이 말랐을 때 물을 준다. 비교적 키우기도 쉬우며 오랫동안 꽃을 감상할 수 있어 선물용으로도 좋다. | 꽃말 | 행운이 찾아와요.

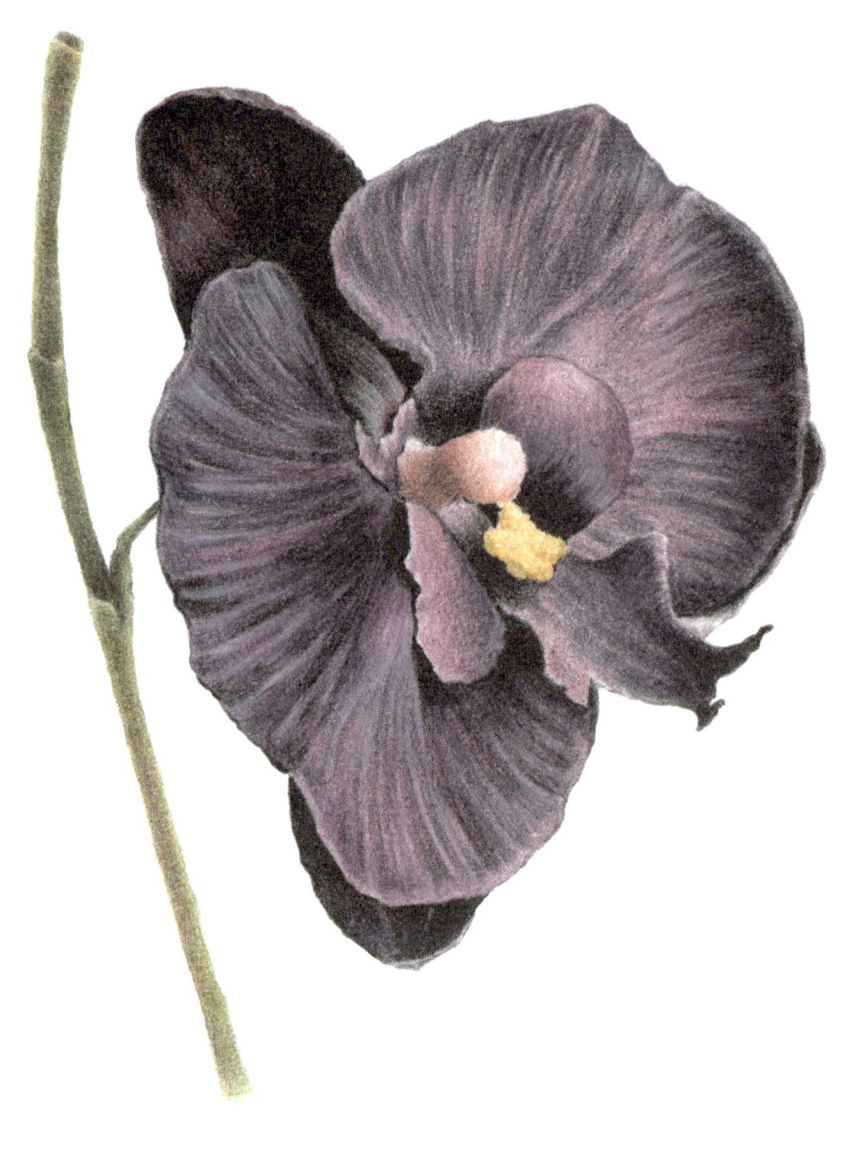

리버릴리
River lily

남부 아프리카와 짐바브웨가 원산지인 붓꽃과의 식물로 높이는 60cm까지 자란다. 여름에 개화를 시작하여 서리가 내리기 전까지 꽃을 피운다. 보통 늦은 오후 꽃잎을 피우며 매우 향기롭다. 정원에서 꽃을 피우기 위해 관상용으로 재배되기도 한다.

| 꽃말 | 사랑의 망각

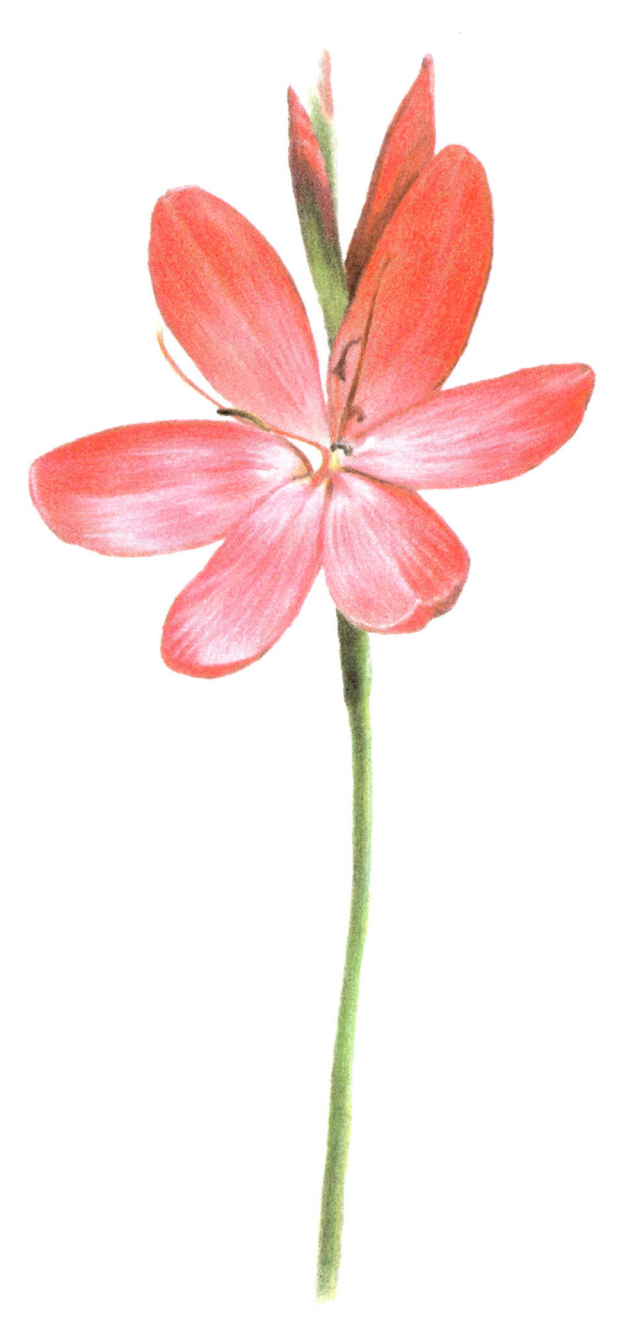

아레카야자
Yellow palm

탁월한 공기정화 능력을 가지고 있으며 전자파 차단 기능을 가지고 있다. 강한 직사광선은 피하는 것이 좋다. 물을 좋아하므로 수시로 분무기를 사용해 물을 뿌려 주고 화분의 흙이 말랐을 때는 흠뻑 물을 준다. | 꽃말 | 부활, 승리

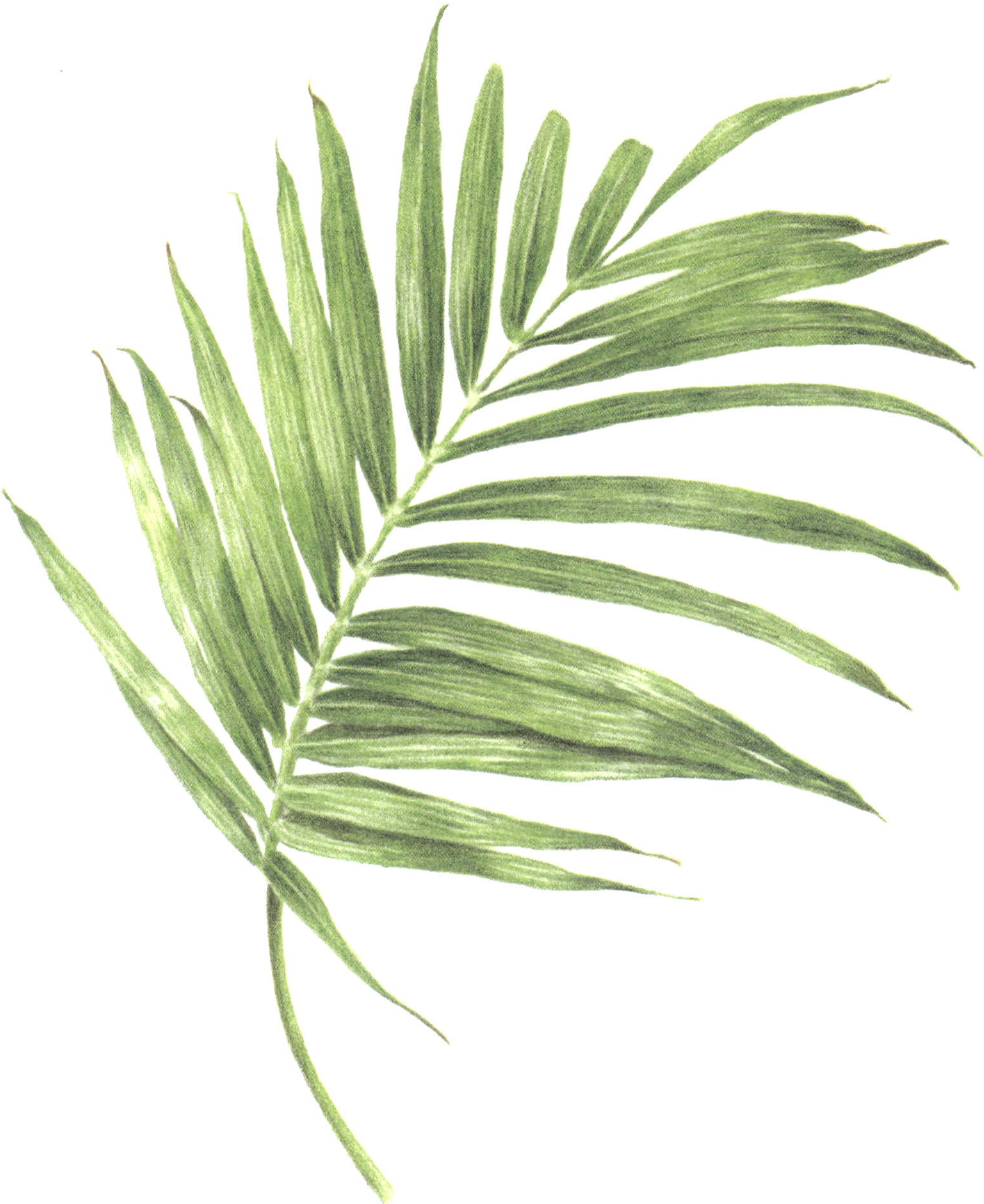

블루 레이디 난초
Blue lady orchid

주로 서호주 남서부의 고유종인 난초의 일종으로 주로 파란색 꽃을 피우는 다년생 허브이다. 꽃은 9월부터 11월까지 피우며 주로 밝은 낮에 피어난다. 해안 및 연안 숲, 때로는 늪지대에서 자라기도 한다. 독성은 없다. | **꽃말** | 평온, 평화, 조화

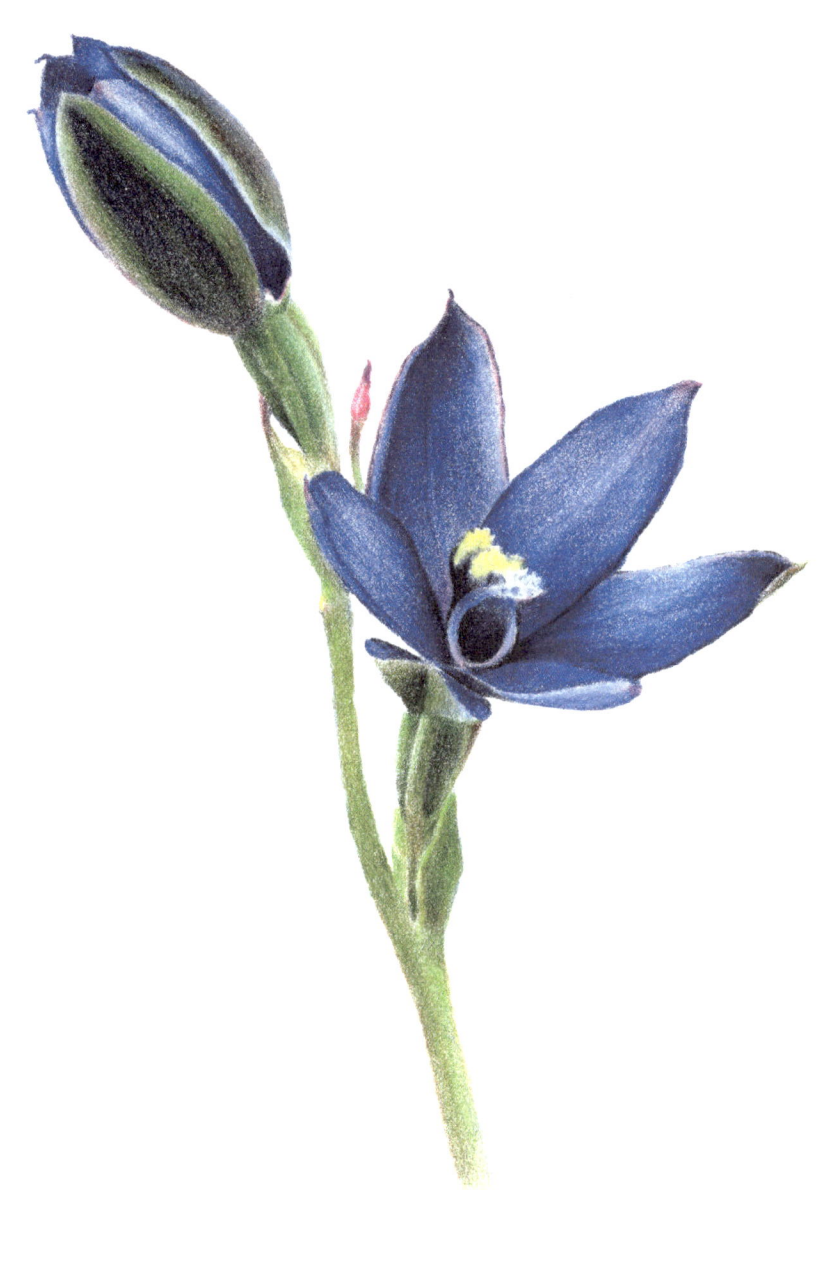

피오니
Peony

추운 기후에서도 잘 자라는 다년생 식물로 개화는 주로 5월에 이루어지며 꽃 피는 시기는 일주일 정도이다. 꽃이 매우 크기 때문에 우리나라에선 함박꽃이라고도 불린다. 과습에 약하나 병충해가 많지 않으며 소량의 비료만으로 잘 자라며 노지 월동이 가능하다. | **꽃말** | 수줍음(분홍색), 성실함(빨간색), 행복, 결혼(흰색)

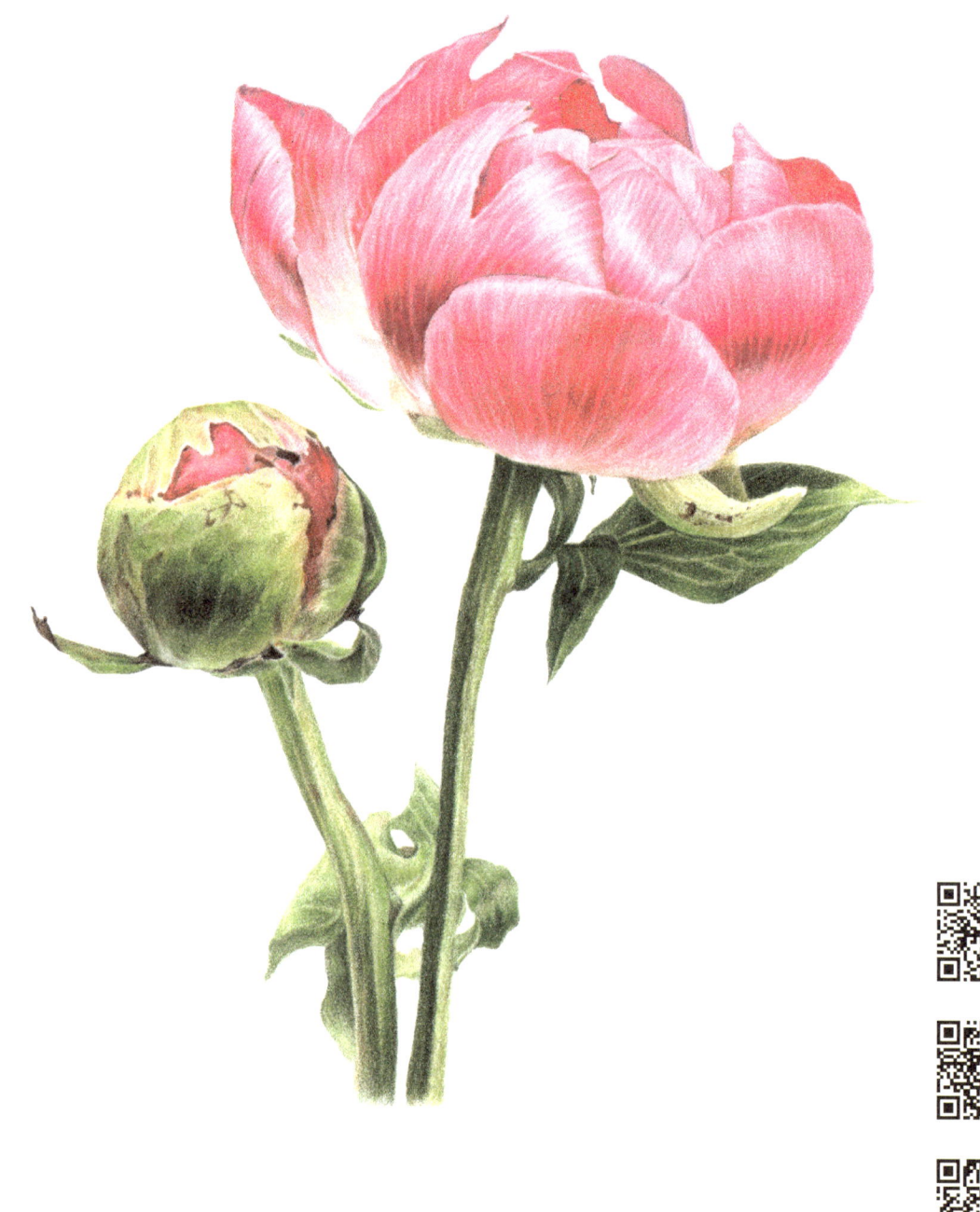

수레국화
Cornflower

꽃은 4~9월에 피며 꽃은 분홍색, 보라색, 흰색, 자주색까지 다양하다. 유럽에서 넘어온 관상용 식물이지만 태생이 들국화이기 때문에 한 번 심으면 다음 해에 수백, 수천송이로 퍼져 나간다. 특유의 푸른색 때문에 염료로 쓰이기도 하며 국화차로도 많이 쓰인다. | 꽃말 | 행복

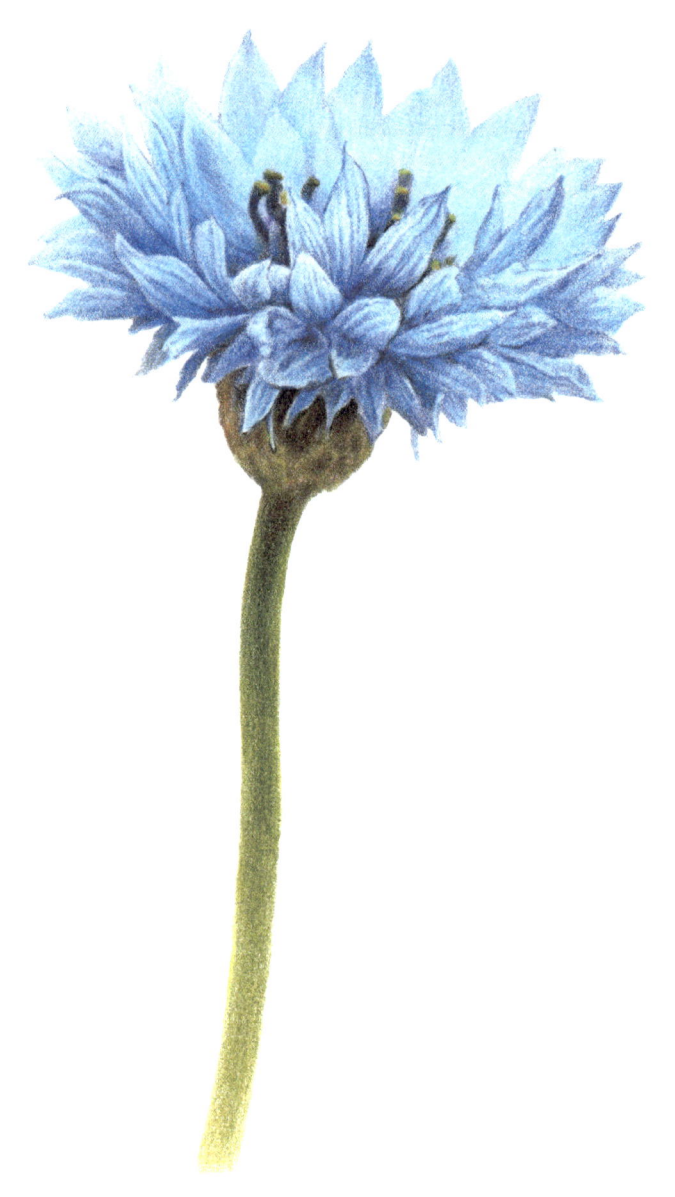

후쿠시아
fuchsia

열대 아메리카가 원산지로 가지 끝의 잎겨드랑이에서 꽃자루가 자라며 그 끝에 한 개의 꽃이 달려 밑으로 처진다. 병충해에 약하며 선선한 곳을 좋아한다. | 꽃말 | 좋아함, 열렬한 마음

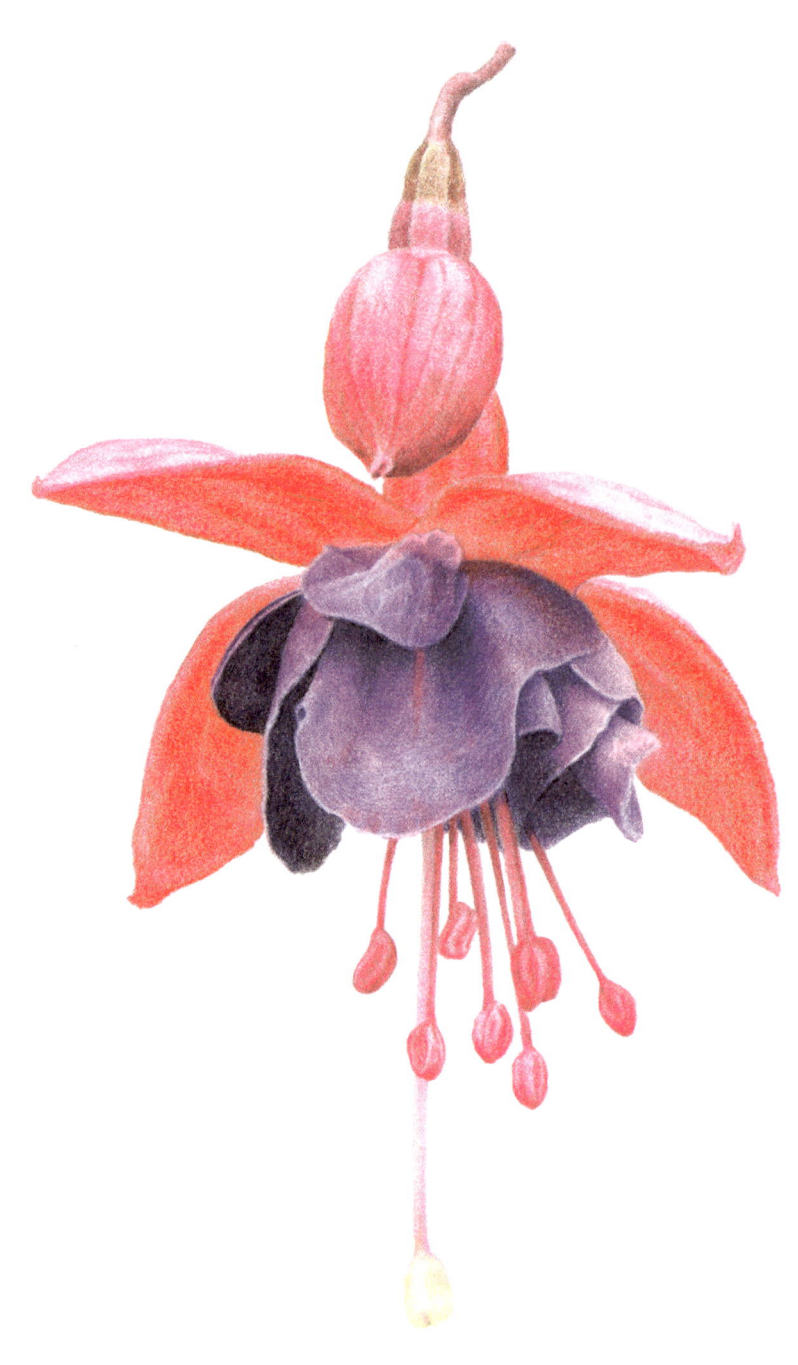

팬지
Pansy

유럽이 원산지이고 높이는 15~30cm로 작은 편이다. 꽃잎은 5개이나 모양이 서로 같지 않고 무늬의 변형이 많은 편이다. 방한 조치를 하면 노지에서도 월동이 가능하며 키가 작아 화단에 많이 심는다. 추위에 강하나 더위에는 약하다. | 꽃말 | 나를 생각해 주세요.

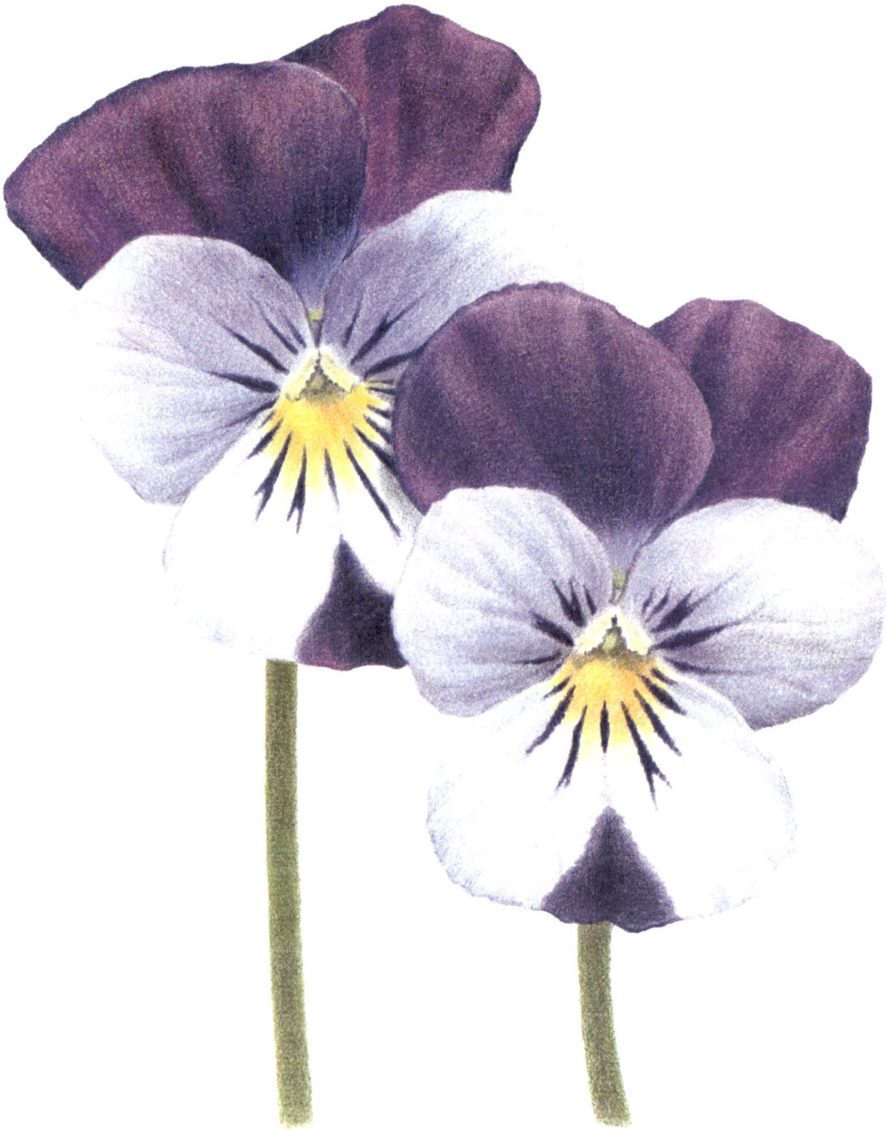

백일홍
Zinnia elegans

'꽃이 백일동안 붉게 핀다.'라는 뜻의 꽃말로 6월부터 10월에 거쳐 계속 꽃을 피운다. 백일홍은 원래는 잡초였으나 독일인 진(Zinn)이 발견한 후 인도, 프랑스, 영국, 미국의 화훼가들의 손을 거쳐 개량되었다. | 꽃말 | 순결(흰색), 그리움(노랑), 애정(빨강)

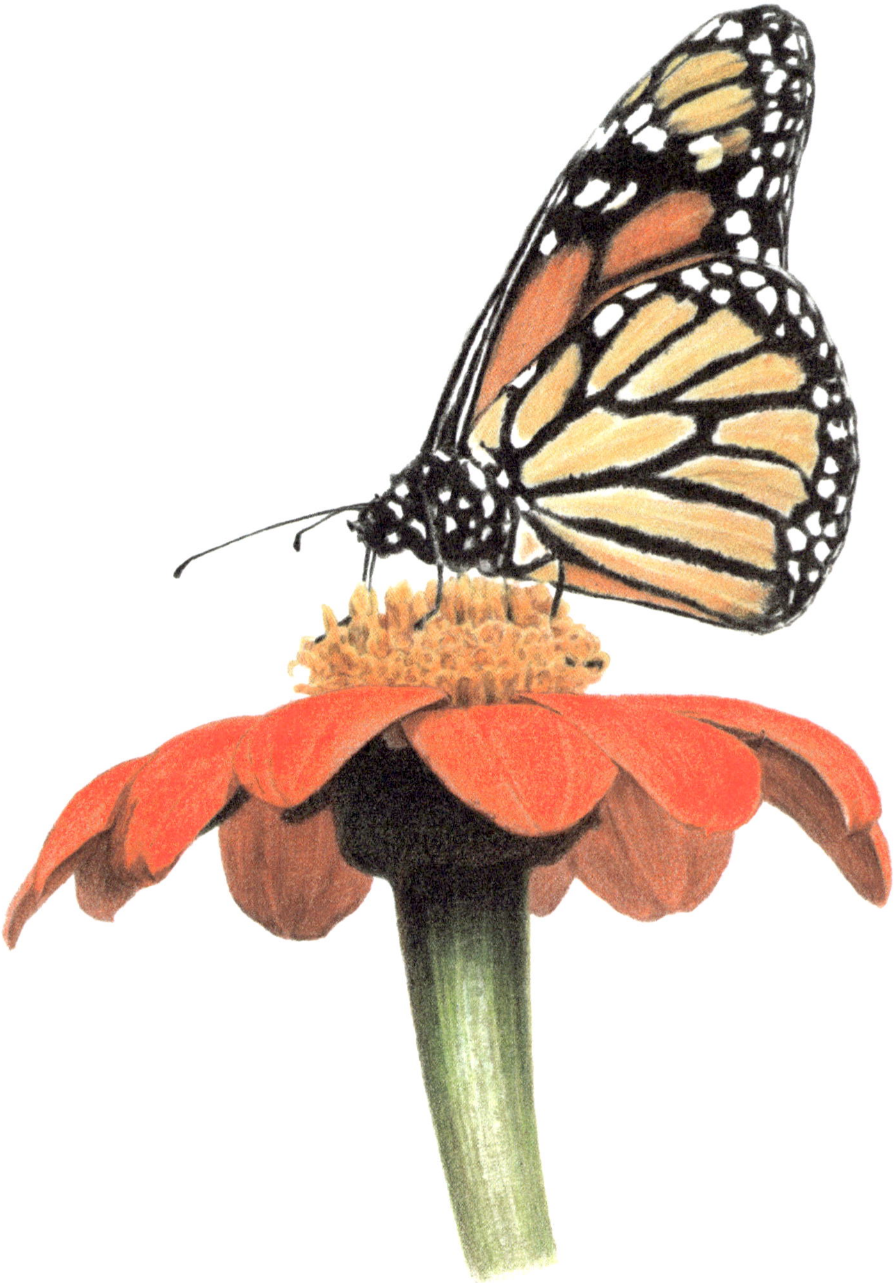

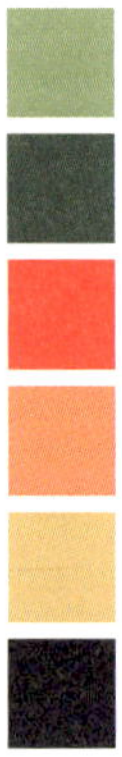

제비꽃
manchurian Violet

양지바른 곳이나 건조한 풀밭에서 자라는 여러해살이풀이다. 꽃의 직경은 약 2cm 정도이며 어린순은 나물로 한다. 꽃 모양이 제비를 닮아 제비꽃이라 부른다는 설과 제비가 돌아올 때 꽃 핀다고 하여 유래되었다는 설이 있다. 이 외에도 오랑캐꽃, 참제비꽃, 장수꽃 등으로 불린다. | 꽃말 | 사랑

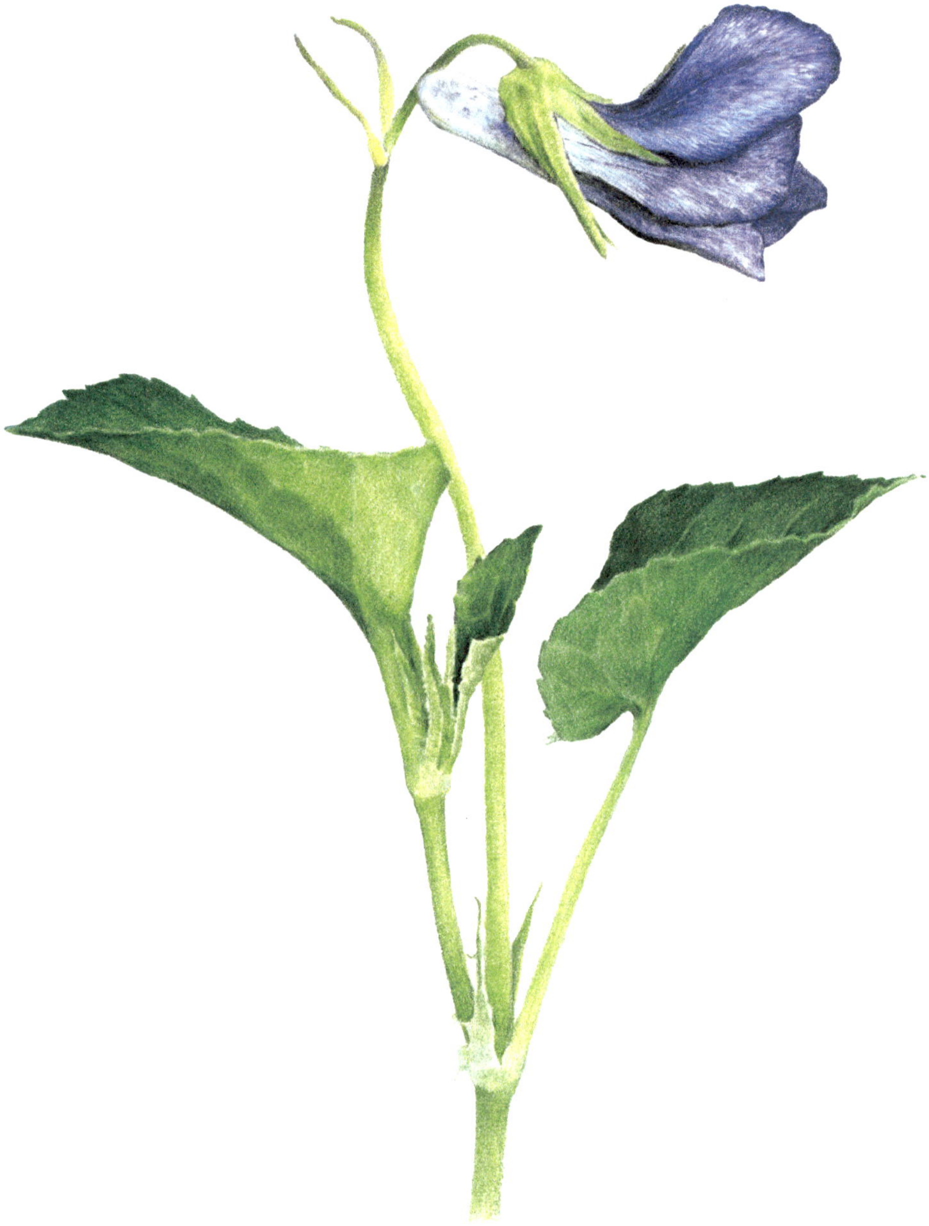

아즈텍릴리
Aztec Lily

일조량을 많이 받아야 하는 식물이지만 오후의 뜨거운 햇빛은 피하는 것이 좋다. 구근식물로 개화기는 여름이며 높이는 30~40cm이다. 심는 시기는 봄이며 15~20cm 간격을 두고 심는 것이 좋다. 생육 적정 온도는 5~13도이다. 번식력이 좋은 것이 특징이다. | 꽃말 | 변치 않는 사랑

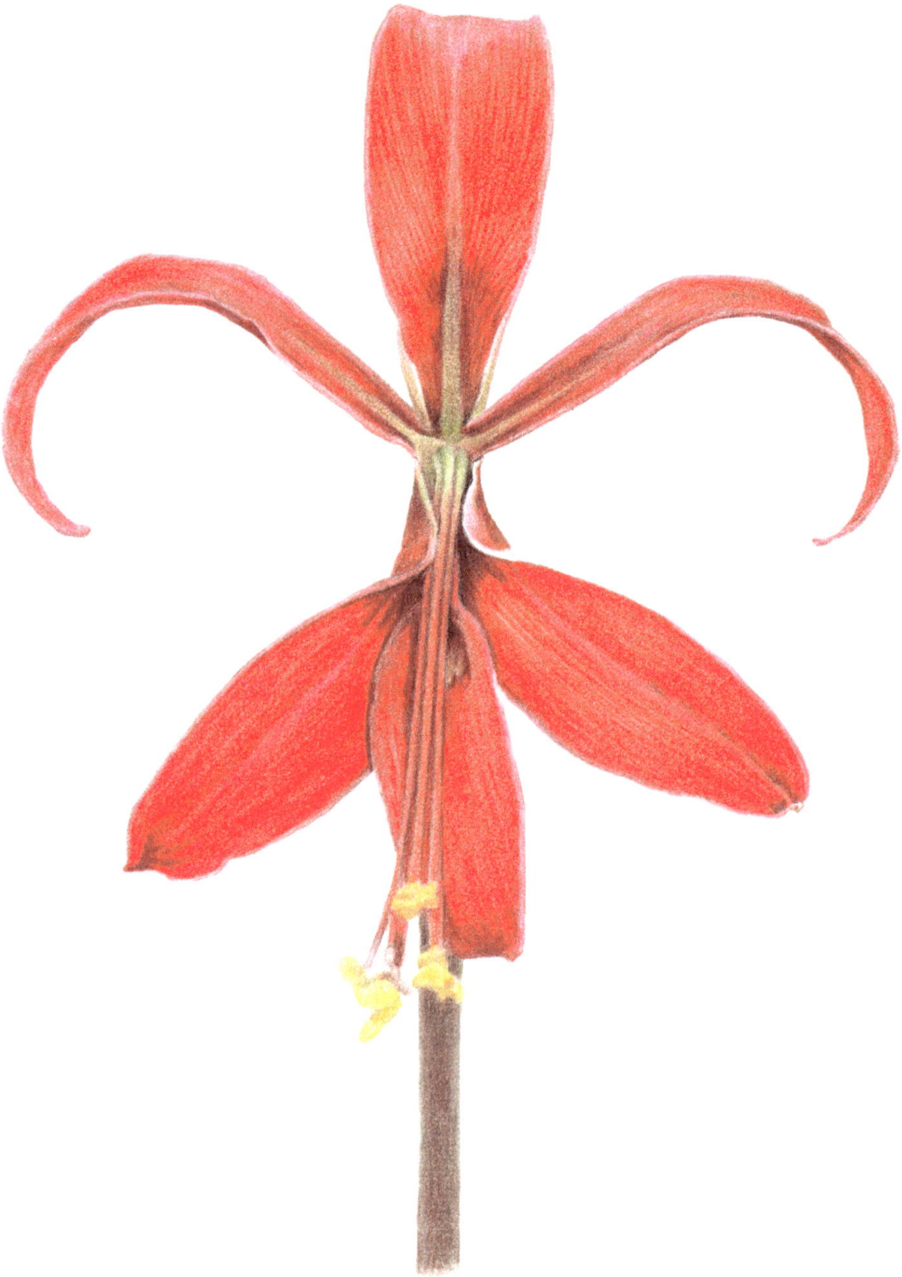

보너스 스케치 제공

몬스테라
monstera

보너스 스케치 제공

제라늄
Geranium

보너스 스케치 제공

아프리카 금잔화

Dimorphotheca aurantiaca

보너스 스케치 제공

벨벳장미
Velvet rose

보너스 스케치 제공

군자란
Kaffir lily

보너스 스케치 제공

괭이밥
Oxalis corniculata

보너스 스케치 제공

리버릴리
River lily

보너스 스케치 제공

블루 레이디 난초
Blue lady orchid

보너스 스케치 제공

수레국화
Cornflower